U0227258

中医问答

主　编　　刘百祥

副主编　　杨伟明　　梁萱卿　　封迎帅

编　者　　（按姓氏笔画排序）

尹爱晚　　王　婕　　刘　鑫

余月华　　余　君　　肖　瑶

张薇薇　　陈　灿　　武凯歌

胡紫光　　钟春毅　　唐雅琴

曹　衍　　颜宇枭

科学技术文献出版社
SCIENTIFIC AND TECHNICAL DOCUMENTATION PRESS
·北京·

图书在版编目（CIP）数据

中医问答 / 刘百祥主编. —北京：科学技术文献出版社，2019.7
ISBN 978-7-5189-5682-1

Ⅰ. ①中… Ⅱ. ①刘… Ⅲ. ①中医学—问题解答 Ⅳ. ① R2-44

中国版本图书馆 CIP 数据核字（2019）第 123452 号

中医问答

策划编辑：张宪安 责任编辑：薛士滨 张雪峰 责任校对：文 浩 责任出版：张志平

出 版 者	科学技术文献出版社	
地 址	北京市复兴路15号 邮编 100038	
编 务 部	（010）58882938，58882087（传真）	
发 行 部	（010）58882868，58882870（传真）	
邮 购 部	（010）58882873	
官 方 网 址	www.stdp.com.cn	
发 行 者	科学技术文献出版社发行 全国各地新华书店经销	
印 刷 者	长沙鸿发印务实业有限公司	
版 次	2019 年 7 月第 1 版 2019 年 10 月第 2 次印刷	
开 本	850×1168 1/32	
字 数	105千	
印 张	5.125	
书 号	ISBN 978-7-5189-5682-1	
定 价	42.00元	

内容简介

本书采用问答的形式，根据综合医院中医科医生收集的患者非常关心且迫切需要了解的有关中医的基础理论、常见疾病的防治以及养生保健方法等健康知识，深入浅出地为其释疑解惑。

本书文字简洁、通俗易懂，具有科学、实用等特点，融知识性、趣味性为一体，供广大人民群众，特别是喜爱中医的民众阅读参考。

前言

我国中医有着数千年的悠久历史，为华夏民族的繁衍昌盛做出了巨大贡献。而今随着西风东渐，西医走在了医学发展的前沿，而且占据了医疗的主导地位。随着2016年12月25日《中华人民共和国中医药法》的发布，并于2017年7月1日实施以来，国人又回归关注起中医了，各式各样的中医养生馆、名目繁多的中医诊所以及琳琅满目的中药店如雨后春笋般涌现出来，然而国民面临众多的选择时，却平添了许多疑惑。本书的编写旨在希望能够帮助需要了解中医的人们，解答有关中医的问题，纠正以往对中医的某些偏见，为传承中医文化和普及中医知识有所贡献。

中医学产生于上古时代，无数的先贤和历代的医家经过艰苦卓绝的拼搏绵延至今，熔铸了哲学、易学、生物学、地理学、气象学、心理学等丰厚的知识，蕴含了中国传统文化最基本的要素，体现了医学和人类生命的终极价值。"人命至重，有贵千金""医乃仁术"无不表明中医有着极其丰腴的传统人文情怀，中医不仅仅是治病的医术，不单是治人的病，更是治人的医道和治病的人。中医对人的生、长、壮、老、已等生命现象的认识有其独特的理论体系，"天人合一""辨证论治""整体恒动"观念以及丰富的治疗方法贯穿在防病治病的过程之中。

本书共五章，包括询医、问药、禁忌、经络、养生的内容，涉及中医的基础理论、常见疾病的防治以及养生保健方法等知识，编写力求知识性、实用性、趣味性融为一体，让人更多地了解中医药并熟悉养生保健方法，成为开卷有益、令人喜爱的中医科普读物。

本书编写人员都是从事中医临床的中医医师，他们有着较为丰富的临床经验。本书采取一问一答的编写体例，设问的内容是根据综合医院中医科医生收集的，老百姓非常关心且迫切需要了解的，涉及中医的基础理论、常见的医药以及养生保健方法等知识内容。

　　本书在编写过程中参考的文献较多，这里不一一列出，特向参考文献的作者、编者致以由衷的谢意。由于编写时间仓促，加之水平所限，本书不当和疏漏之处在所难免，敬请读者、专家教授指出雅正，以便再版时充实修改提高。

湖南省人民医院　刘百祥

主编简介

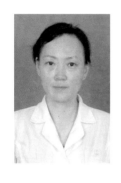 **刘百祥** 主任医师，教授，硕士导师，系湖南省人民医院中医科、中西医结合科主任，医院学术顾问。中华中医药学会儿科分会常委，中华中医药学会亚健康分会常务委员，中华中医药学会治未病分会常委，世界中医药联合会儿科专业常委，中国民族医学会儿科常委，湖南省中医药和中西医结合学会儿科专业副主任委员，湖南省老年保健教育专家讲师团成员。《湖南中医药大学学报》特约编辑。株洲市第七届政协委员、株洲市第八届政协常委。出自中医世家，从事临床、科研及教学工作30余年，发表学术论文60余篇，主编及参编教材、专著8部，主持与参与科研项目10余项，获得国家发明专利3项。

目录

第一章　询医

一、中医是怎样起源的?

经常有人问起，中医是怎么来的？什么时候有中医的？这个问题还真的是不那么容易解答的难题。

医学的起源有许多传说，《山海经》记载了"巫彭""巫抵""巫阳"神医的故事，"神农尝百草"的传说也是众所周知，扁鹊、华佗、张仲景都是耳熟能详的千古名医。对于中国及世界各民族医学的起源，人们有各种各样的猜测，譬如"医源于上古圣人""医源于易""医源于巫""医源于疫""药食同源""劳动创造医学"等诸多猜想，众说纷纭，这些都说明了医学的起源是一个复杂而具有综合性的问题，诚如著名医史学家李经纬先生说："达成一个基本一致的结论，仍是一个比较遥远的目标。"

"中医"二字最早见于《汉书·艺文志·经方》："有病不治，常得中医。"先贤早就认识到人体具有"自组织"能力，罹患疾病后通过自身的调节可以不药而愈，所言"中医"的"中"字在这里念去声，倒是体现了中国医学中的一个最高境界。当今社会所言的"中医"应该追溯到十八世纪，当时将鸦片源源不断地输入中国的英国东印度公司（创立于1600年），为了区别中西医，于是给中国医学起名中医。过去人们把中国医学称为"汉医""传统医""国医"等，这些都是为了区别西医而言的。1936年，国民政府制定了《中医条例》正式法定了中医两个字，沿用至今。

要探索医学的起源，就必须探索人类的起源，要想了解人类的起源，就必须探索生命的起源，因为低等的生物和动物要比人类来得更早。人类的所有感染性疾病都植根于病原微生物如病毒、细菌等，而病原微生物起源于46亿年至10亿年之间的隐生宙，地球先有单细胞的菌藻类微生物，直到五亿七千万年以前进入"显生宙"，啮齿动物的出现，不过在五、六千万年前，直到2、3百万年前出现古人类。据此，有人推测地球上有鼠疫菌大约已有五千万年的历史，人兽共患的烈性传染病"鼠疫"，可能早在人类来到之前就开始流行了。因为大自然是一个有机的整体，宇宙中的事理彼此息息相关，所研究事理的种种学问应该也是不能分割的。无论是中医还是西方医学的起源和发展，都是与当时的各种社会文化背景尤其是哲学思维、宗教信仰、科技发展水平及不同的文化思想等密切相关。无论怎样，中医学都是我国劳动人民在长期与疾病做斗争的实践中产生和发展的。殷墟甲骨文上表示"疾病的所在和形态"的"小方格"和《诗经》中的"瘟"，表达的意思是"外伤"？还是"疾病"？抑或是"温疫"？至今尚缺乏全面的考究与论证，要回答人类是从哪里来的，目前也是争论不休而没有定论，由此看来，对于中医起源的探索还任重道远！

二、气与血有何关系？

"气""血"是中医的两个不同而非常重要的概念。气究竟是什么，血又是什么？两者为何相提并论？气血的关系到底是什么？似乎显得玄之又玄。

"气"是借用了中国古代哲学的概念，古人认为"气"是构成世界的本源，同时又有着像气体般的流动特性。万物皆有气，无气则生命活动停止了。诚如《庄子·知北游》所言"通天下一气耳"，天地万物莫不生于气，天之气谓之天气，地之气谓之地气，而论人之气则更多，以人体内外来分，无外乎内气与外气。外气可分天气、谷气，内气依功能可分为元气、宗气、营气、卫气，依部位可分为肝气、肺气、心气、肾气、胃气、经气等等。气之名称类别众多，即使是经典著作《黄帝内经》也未对其明确定义。黄帝问岐伯"何谓气"，"岐伯曰：上焦开发，宣五谷味，熏肤，充身泽毛，若雾露之溉，是谓气"，这里所阐述的也只是"气"具有宣发上焦，布散五谷之精微至全身各处，温煦和润泽全身肌肤毛窍，如雾露般灌溉全身的一些功能而已。显然句中并没有界定气的概念，并没有实质的物质与之相对应，也没有道明气的所有功能。《黄帝内经》又说："余闻人有精、气、津、液、血、脉，余意以为一气耳。"即精、气、津、液、血、脉及营、卫等都是气之下的范畴，这些名词在中医学中绝不仅仅是一个个的实体名称，它们还代表了生命活动的一定形式或状态。气究竟是什么？显然"气"并非指我们今天所谓的"物质"。气无形无体，无影无相，其功能只能通过气作用于他物而表现出来，也就类似我们今天所说的能量的状态，能量是不可见的，但是能够表现出来，如孩提时掰手腕比气力的游戏就是一个体验。尽管"气"的概念似乎显得模糊不清，但气为人立命之根本却是实实在在的，故《难经·八难》指出"气者，人之根本也"，庄子曰："人之生，气之聚也；聚则为生，散则为气。"总之，气代表的是事物无所不在、微妙至极的运动变化，而非有形实体，古人是取气之象来描述世界万物永恒运动的特性的。当气这一概念被引入中医学之时，同阴阳、五行一样，也是取象的意义。"气"作为中医的一个非常重要的概念，似乎是无处不在。

气之定义尚且于此，那么何谓血呢？相对气而言，血相对容易理解一些，因为血有形质，不似气之无相。《黄帝内经》关于血的描述有三处，一是《灵枢·决气》指出"中焦受气取汁，变化而赤，是谓血"，意思是说中焦吸收水谷之精微，变化而赤则成血；二是《灵枢·痈疽》指出"津液和调，变化而赤是谓血"，是说津液与血同出一源，血可以由津液转化而来；三是《灵枢·邪客》指出"营气者，泌其津液，注之于脉，化以为血"，意即营气泌其津液，注之于脉而化以为血。不难看出，此三处只是阐述了血的来源，依然并未对血下一个明确的定义，可见《黄帝内经》未将气血之定义和盘托出。

既然气血尚无明确的定义，为何历代中医都非常重视气血在人体生命活动中的地位，而且制定了许多临床行之有效的方剂呢？补气的四君子汤，补血的四物汤，气血双补的八珍汤，大家都耳熟能详。那么气血之间的关系到底如何呢？《素问·调经论》说："人之所有者，血与气耳。"《景岳全书·血证》又说："人有阴阳，即为血气。阳主气，故气全则神旺；阴主血，故血盛则形强。人生所赖，唯斯而已。"《医理真传》也指出"凡天地之数，起于一。一属阳，气也。一生二，二属阴，血也"。气在血之内，血在气之中。气含血内，气行则血行，气停则血滞；血含气中，血行则气行，血瘀则气滞。气与血都由人身之精所化，气属阳，血属阴，具有互根互用的关系。因此，治疗血虚病证时，常配合补气药物，治疗血行失常的病证时，常配合理气的药物，才能获得较好的效果。气血相依相存，相互为用，关系密切。

三、阳虚与阴虚有何不同？

阴阳是古老的哲学概念，其最初涵义是很朴素的，表示日光的向背，向日为阳，背日为阴，而中医将阴阳这个哲学概念运用于医学领域，成为中医学理论应用最重要、最基础的哲学概念，用以说明人类生命起源、生理功能、病理变化以及治疗等。譬如阴阳双方互相制约，又互根互用，正如《素问·阴阳应象大论》所说"阴在内，阳之守也；阳在外，阴之使也"。而且，阴阳双方在一定的条件下可以向着对立面转化，即阳变为阴，阴变为阳，诚如《素问·阴阳应象大论》云"重阴必阳，重阳必阴。"这种物极必反、否极泰来的观点，虽已深入人们的心中，但是老百姓对阴虚与阳虚仍是困惑不已。

阳虚与阴虚均是阴阳平衡失调的表现，无论是阳不足还是阴不足，总以"虚"为主要特征。《素问·调经论》曰："阳虚则外寒，阴虚则内热。"张介宾《景岳全书》描述阳虚质为："禀赋素弱，多有阳衰阴盛者，此先天之阳气不足也；或斫丧太过，以致命门火衰者，此后天之阳气失守也。其证则未冷先寒，或手足清厥，或身为寒栗，或脾胃不健，或肚腹不实，或小水频数，或阳道不壮，或每多恐畏，或眼耳少神，是皆阳虚生寒也。"说明阳虚质多表现出寒象。而阴虚质多表现出热象，阴液亏虚，不能制阳，失去涵养，便会出现虚热表现及水亏干燥之象，如《素问·调经论》云："阴虚生内热奈何？……有所劳倦，形气衰少，谷气不盛，上焦不行，下脘不通，胃气热，热气熏胸中，故内热。"

阳虚与阴虚的行为特征不同，阳虚喜静、阴虚喜动。《素问·生气通天论》曰："阳气者，精则养神，柔则养筋。"故阳虚者性格内向而喜静。《素问·痹论》曰："阴气者，静则神藏，躁则消亡。"故阴虚质性格多外向而喜动。由阳虚喜静、阴虚喜动的心理特征所引发的行为特征表现在睡眠上，则为阳虚嗜睡、阴虚眠少。阳虚质由于阳气不足，表现为嗜睡，多睡仍感疲乏，睡眠质量不高。阴虚质易患失眠，乃由于阳盛于阴，阴气不至，而烦躁不得眠。

阳虚与阴虚罹患疾病的表现不同。《素问·阴阳应象大论》指出阳盛之人"能冬不能夏"，阴盛之人"能夏不能冬"。

患病时，阳虚由于阴相对偏盛，机体温煦功能不足，易感受寒邪，患病多表现为寒证，故《医理辑要》云："易寒为病者，阳气素虚。"相反，阴虚质者，机体长期处于阴精不足，阳相对亢盛的状态，发病后多见热证，如《医理辑要》："易热为病者，阴气素虚。"

阴虚不能制约阳，阳相对偏亢，可出现燥热、升动和化气太过等阳相对亢盛、产热相对增加、代谢增强等虚热内生、虚性亢奋的病理状态，可表现为低热不退、五心烦热、心烦失眠、口燥咽干、骨蒸潮热、午后颧红、面红似火、形体消瘦、头晕耳鸣、盗汗、小便短黄、大便干结等症状；阳虚不能制约阴，阴相对偏盛，则出现寒从内生、易外感、精神萎靡、活动减少、代谢低下等功能抑制的病理状态，可见畏寒肢冷、面色㿠白、神疲乏力、气短、口淡不渴或喜热饮、尿清便溏或尿少浮肿、少气懒言等症状。由于阴阳互根互用，阴虚日久，"无阴则阳无以化"，可出现"阴损及阳"的以阴虚为主的阴阳两虚；阳虚日久，"无阳则阴无以生"，可出现"阳损及阴"的以阳虚为主的阴阳两虚。

四、六淫是指什么？

时不时听见老百姓交谈，"哎，又上火了，牙痛得很！""我的大便黏糊糊的，体湿很重。""这个孩子风气很重""我的老寒腿又痛起来了"……老百姓嘴里的"火""湿""风""寒"等，诸如此类的致病因子，几千年以来已经根植在老百姓心底，这属于中医病因学说"六淫"的范畴。

六淫即风、寒、暑、湿、燥、火六种导致疾病外感病邪的统称，是中医病因理论的重要内容。从认知的角度来看，中医语言在表达"六淫"概念时，运用了自然隐喻这一认知手段。自然隐喻作为实体隐喻的一种类型，即是指人们将自然界中天、地、水、火、海、月、星、风、寒、暑、湿、燥、火、雾、雨、云等表达各种自然现象的具体概念投射到抽象的认知域而形成的。也就是说，中医的"六淫"概念来源于大自然的风、寒、暑、湿、燥、火"六气"，六气是自然界正常的气候变化，是万物生长变化的条件，如《素问·阴阳应象大论》云："天有四时五行，以生长收藏，以生寒暑燥湿风。"正常情况下，人体对于自然界六气的变化有天然的调节功能，而当气候发生异常或在人体的正气不足之时，六气太过了则可以侵犯人体而导致疾病的发生，成了致病因素则称之为"六淫"。诚如《素问·至真要大论》"夫百病之生也，皆生于风寒暑湿燥火，以之化之变也"。

不难看出，六淫是在取象比类的思维指导下，将致病特点与自然界气候属性类似的因子，分别以风、寒、暑、湿、燥、火归类命名的病因，六淫不能等同于六气，"六淫"病因概念已不再是自然界中"风、寒、暑、湿、燥、火"的实体概念，而是运用与自然界的相似性而形成的抽象概念。

五、什么是七情？

"笑死牛皋""气死周瑜"是众所周知的历史故事，说明情绪对人的健康影响力是非常巨大的。自古以来中医非常重视精神心理的健康，认为人的各种心理活动情绪变化可以直接影响人的生命健康，与外感"六淫"相对而言，则用"七情"高度概括了引起内伤的病因。

七情也是中医病因学说的重要内容，是指喜、怒、忧、思、悲、恐、惊七种情绪心理变化，是内在脏腑机能活动的外在表现形式，而脏腑气血是情志变化的物质基础，诚如《素问·阴阳应象大论》言："人有五脏化五气，以生喜怒悲忧恐。"《灵枢·平人绝谷》则又曰："血脉和利，精神乃居。"

意思是血气充盛和调，则精力充沛，思维敏捷，情绪稳定。中医认为人的精神意识活动分别归属不同的脏主管，如《素问.宣明五气》所言"心藏神，肝藏魂，脾藏意，肺藏魄，肾藏志，是谓五脏所藏"，五脏所藏及功能不同，对七情活动的调节作用也不同，而七情太过对五脏的损伤也有所选择。《素问·阴阳应象大论》指出："怒伤肝""喜伤心""思伤脾""忧伤肺""恐伤肾"。具体表现则如《素问·举痛论》所言："怒则气上""喜则气缓""恐则气下""惊则气乱""思则气结"。从上得知，七情致病，可以直接伤及脏腑，虽然五脏与七情各有主管的对应关系，但是五脏之间是相互影响的，七情致病主要是通过影响脏腑之气机，导致气机不畅，进一步影响血液的运行与津液的输布，最终致使机体阴阳失衡而发病。人的心理情绪变化还可以直接影响疾病的病理进程，一般而言，情志的异常波动可加重病情，或促使其恶化，反之良好的心态和稳定的情绪则有助于治愈疾病和促进康复。

七情是人体健康的心理功能活动，但是七情太过则可直接伤及脏腑，及时调整情绪，保持良好的心理状态，对人的健康非常重要。

六、藏象学说是怎么回事？

有不少人把西医解剖学的脏器等同于中医的脏腑，心存许多疑惑，有的人还把中医的"心"看成西医的"心"，经常闹出歧义笑话，因为中医所讲的"心"并不完全是西医的心脏，想要弄清楚这些个问题，就需要了解中医的藏象学说。

"藏象"两个字最早见于《素问·六节藏象论》，"帝曰：藏象如何？岐伯曰：心者，生之本，神之变也，其华在面，其充在血脉；为阳中之太阳，通于夏气。肺者，气之本，魄之所处；其华在毛，其充在皮，为阳中之太阴，通于秋气。肾者，主蛰，封藏之本，精之处也；其华在发，其充在骨，为阴中之少阴，通于冬气。肝者，罢极之本，魂之居也；其华在爪，其充在筋，以生血气，其味酸，其色苍，此为阳中之少阴，通于春气。脾、胃、大肠、小肠、三焦、膀胱者，仓廪之本，营之居也，名曰器，能化糟粕，转味而入出者也；其华在唇四白，其充在肌，其味甘，其色黄，此至阴之类，通于土气。"这是中医关于"藏象"最早较为全面的论述，不难看出，这里所指的"藏象"不单纯是一个解剖学的概念，而是指的人体某一系统的生理和病理学概念。心、肺、脾、肝、肾等脏腑名称，虽与现代人体解剖学的脏器名称相同，但在生理和病理的含义却不完全等同。一般而言，中医藏象学说中一个脏腑的生理功能，可能包含了现代解剖生理学中的几个脏器的生理功能；而现代解剖生理学中的一个脏器的生理功能，亦可能分散在藏象学说的某几个脏腑的生理功能之中。

　　什么是藏象学说呢？先了解一下"藏"与"象"的字义。《说文解字》论：臧"善也。"段玉裁注："凡物善者，必隐于内也。"《说文解字·新附》说："藏，匿也。""象"亦通"像"，《辞源》释"象"，一为动物大象与象牙；二为形状、相貌，通像，如形象、图像等。三为凡形于外者，如气象、星象。此外，像还有法式、式样之意。从字义上面可以揣度"藏象"的含义，体现的是中国传统文化"象数相参"的思维模式，诚如《素问·五脏生成》所言："五脏之象，可以类推"，司外揣内可以得到生命现象与内在脏腑的诸多联系。历代医家对《内经》"藏象"多有注释，对藏象概念的理解表达了不同医家对生命认识论的思考。王冰曰："象谓所见于外，可阅者也。"张志聪言："象者，像也。论脏腑之形象，以应天地之阴阳也。"张介宾注："藏居于内，形见于外，故曰藏象。"马莳也曰"夫藏在内，而形之于外者可阅，斯之谓藏象也。"故后人宗此而注释为"藏于体内的内脏表现于外的生理功能和病理现象。"今人认为"藏"是指居于体内的脏腑，"象"是指脏腑的功能活动和病理变化反映于体外的种种征象。藏象学说则是研究人体脏腑的生理功能、病理变化及其相互关系的学说。古代医家通过长期的实践，以人体解剖知识为基础，经过对生理病理现象的观察和反复的医疗实践，从体外的各种征象测知脏腑的生理功能，推究其病理变化，并运用哲学、阴阳、五行的思维方式，进行推演络绎、综合分析，逐步形成了藏象学说，成了中医基础理论的核心内容。

七、号脉真有那么神奇吗？

中医在接诊患者时，常遇到有人直接把手伸到医生面前说："给我号号脉，看我得了什么病？"《西游记》孙悟空给朱紫国国王悬丝诊脉看病的故事家喻户晓，孙思邈给唐太宗的长孙皇后悬丝诊脉的故事传说至今。是否真的能够通过悬丝诊脉看病？号脉真的有那么神奇吗？

号脉，其实是脉诊的俗称，也称探脉、切脉。中医通过诊查脉象来诊断疾病，由来已久。司马迁的《史记》中就有诊脉治病的内容记载，湖南长沙马王堆西汉墓出土的简帛医书中，亦有"脉法"的内容。西晋·王叔和撰于公元3世纪的《脉经》是我国第一部脉学专著，其中的诊脉方法和理论已相当完备。由于脉象的产生与脏气的盛衰、脉道的通利和气血的盈亏直接相关，而且气血流布全身，运行不息，与肺气敷布、脾气生化和统摄、肝气疏泄和藏血、肾化气藏精等有密切关系，因此脉象能反映全身脏腑、气血、阴阳的综合信息，当脏腑、气血发生病变时，必然会呈现病理脉象，成为诊断疾病的重要依据。《素问·阴阳应象大论》："善诊者，察色按脉……按尺寸，观浮沉滑涩而知病所生，以治无过，以诊则不失矣。"

脉诊的探索和确立为现在的诊脉方法历经了数代医家的不断总结和完善。早期的脉诊方法比较复杂，要切按头颈、手、足等多处部位的脉动。以后逐渐简化为只切按手腕部的脉搏，将腕横纹向上约一寸长的这段脉动分成了"寸、关、尺"三部，左右手的寸、关、尺部位分属不同的脏腑，俨然成为人体五脏六腑的全息窗口，可以反映相应脏腑的病变。而且需要用三种不同的指力去按压脉搏，按照轻、中、重按压力度分别称为"浮取""中取"和"沉取"。寸、关、尺三部，每一部有浮、中、沉三候，这就是中医所指的"三部九候"诊脉方法。不同手法取到的脉，临床意义有所不同。

切脉时还有许多讲究。诊脉的时间最好是清晨，《素问·脉要精微论》指出："诊法常以平旦，阴气未动，阳气未散，饮食未进，经脉未盛，络脉调匀，气血未乱，故乃可诊有过之脉。"因为清晨体内外环境都比较安静，气血经脉处于未受干扰的状态，故容易鉴别病脉。但也不是说其他时间就不能诊脉，汪机认为："若遇有病，则随时皆可以诊，不必以平旦为拘也。"总而言之，诊脉时要求有一个安静的内外环境，不仅是诊室环境的安静，而且医生与患者身心都要安静。诚如《素问·脉要精微论》所言："持脉有道，虚静为保。"除了要注意安静，诊脉的体位也很重要，一般是让患者取坐位或仰卧位，手臂与心脏要保持在同一水平位，手腕舒展，掌心向上，并在腕关节背垫上布枕。不正确的体位，会影响局部气血的运行而影响脉象的正确判断。

医生诊断疾病，不仅仅需要诊脉，还需要详细询问病情，即"问诊"，还要仔细观察患者的面色、身体、舌象等情况，即"望诊"，有时还要闻闻身体和排泄物散发的气味，即"闻诊"，中医称为"四诊合参"。只有全面诊查并进行综合分析判断，才能做到正确诊断而避免误诊。

八、看舌为何能诊病？

看过中医的人都知道，除了需要号脉，还必须伸出舌头让中医来看看，为何中医诊病需要看舌头呢？

看舌诊病，是中医诊断疾病的重要方法，属于中医望诊的内容，是中医诊断疾病的特色之一。人体的五脏六腑通过经络和经筋直接或间接地与舌有联系，如《灵枢.经脉》篇曰："手少阴之别……循经入于心中，系舌本"，"厥阴者肝脉也，……而脉络于舌本也。""脾足太阴之脉，上膈，挟咽，连舌本，散舌下""肾足少阴之脉……循喉咙，挟舌本。"说明舌与心、肝、脾、肾诸脏腑有着密切的联系，由于舌与脏腑的这种千丝万缕的联系，能够显示脏腑的外在表现、功能状态以及全身气血津液盛衰的状况，故舌能客观地反映出体内各种生理、病理变化，因此三寸之舌虽小，却是将深藏于体内脏腑之生理病理反映于外的一个窗口。临床实践证明，舌象的变化能够非常灵敏且客观真实地反映正气的盛衰、病邪的深浅、邪气的性质、病情的进退，可据以判断疾病转归、预后，因此舌诊为辨证不可或缺的依据，对疾病诊断与治疗具有非常重要的意义。

舌诊内容包括望舌质和舌苔两方面，所谓"辨舌质，可辨五脏之虚实；视舌苔，可察六淫之深浅。"舌质，又称舌体，是舌的肌肉脉络组织；舌苔，是舌体上附着的一层苔状物（丝状乳头是其主要组成部分）。一般是通过观察舌质的形态与颜色、舌苔的质地与颜色等变化来判断正气的虚实、病邪的强弱。因此，来看诊中医，需要保持"原生态"，除了不要化妆，还不能用牙刷把舌苔刮除掉，也不要进食牛奶、橘子、巧克力、草莓等有可能改变舌苔的本来颜色，否则就有可能反应不出真实病情。由于舌象的变化能较为客观地反映病情，因为认识到了中医舌诊的重要性，目前世界上有不少国家正在深入研究舌诊，通过舌荧光检查、舌印检查、舌的病理切片检查、舌的活体显微镜观察、刮舌涂片检查，以及各种生化、血液流变学测定等等，探索舌诊的奥秘所在，对舌苔形成的机理研究也已深入到亚细胞、细胞代谢和基因分子水平，对舌诊的原理进行了许许多多的探讨。

舌诊具有悠久的历史，《黄帝内经》和《伤寒杂病论》中，早就有舌诊的记载，至13世纪舌诊专著《敖氏伤寒金镜录》问世，经历代医家的不断实践和发展，舌诊至今已非常成熟。随着信息技术的发展，舌诊仪、中医舌象智能辅助诊断系统的问世，进一步促进了中医舌诊的客观化和现代化发展。随着科学技术的发展及对现代化诊疗仪器的应用，舌诊的研究正在向着客观化、微观化方向发展，让古老的中医舌诊对人类的健康发挥越来越重要的作用。

九、经常出汗有问题吗？

出汗是一种正常的生理现象，人体可以通过汗液的排出来调节体温，散热，排出体内部分毒素。《素问阴阳·别论》曰："阳加于阴谓之汗。"但出汗过多，则是一种病理状态。多汗除了会导致患者自身的不适，还可以诱发或加重湿疹样皮肤损伤，导致皮肤浸渍，容易造成皮肤细菌或真菌感染。长期且严重得多汗，可能导致机体大量水分和电解质的丢失，引起机体内环境紊乱，心脏疾病的突然发作等。因此，对于严重的出汗，需要及时诊治并加以控制。

中医认为汗症为"阴阳失调，营卫不和，腠理开合不利"而引起汗液外泄的病症。《伤寒论》较为详尽论述了自汗、盗汗、头汗、手足心汗及黄汗等异常汗出的情况。《张氏医通·杂门》则按照出汗部位，分别论述了头汗、手足汗、阴汗、半身出汗、腋汗等。一般根据出汗的特点和时间，分为自汗与盗汗。一般来说，自汗多属于气虚不固；盗汗，多属于阴虚内热。但张介宾在《景岳全书》指出："自汗盗汗，亦各有阴阳之证，不得谓自汗必属阳虚，盗汗必属阴虚也。"不仅这些因素，因邪热、瘀血、湿热、虚实夹杂等原因引起地出汗也非常多见。

现代医学认为，出汗过多与多种因素有关。按出汗部位可分为局限性多汗和泛发性多汗。依照病因可以分为原发性多汗症和继发性多汗症。继发性多汗症，多继发于机体的多种系统性疾病。多汗也是一些疾病的临床表现，譬如甲状腺功能亢进，糖尿病，结核，女性更年期，垂体功能减退症，肿瘤等。因此，不要认为出汗是正常的生理现象而大意，对于出汗异常的情况，需要及时就医，以明确诊断，积极治疗。

十、如何解决咳嗽的烦恼？

咳嗽几乎是每个人都有过的体验，通过咳嗽可以清除呼吸道分泌物和有害因子，能够清洁气道，是机体重要的生理防御反射，但严重且持续的咳嗽不仅影响日常生活，还可造成呼吸道组织和功能的损害，并可引起全身多种并发症，如咳嗽可使呼吸道内感染扩散，剧烈的咳嗽可导致呼吸道出血，甚至诱发自发性气胸。因此对于剧烈持久的咳嗽，需要及时控制。

中医将咳嗽分得很细，认为有声无痰为咳，有痰无声为嗽，有声有痰谓之咳嗽；称孕妇咳嗽为"子嗽"，《素问·咳论篇》将咳嗽分为肺咳、心咳、肝咳、脾咳、肾咳等，提出了"五脏六腑皆令人咳，非独肺也"的观点，《诸病源候论·咳嗽候》则有十咳之称，除五脏咳外，尚有风咳、寒咳、久咳、胆咳、厥阴咳等，并且描述了各类咳嗽的证候特点。而根据引起咳嗽的病因则分为外感咳嗽与内伤咳嗽，外感咳嗽又分为风寒袭肺、风热犯肺、风燥伤肺，内伤咳嗽分为痰浊蕴肺、肝火犯肺、肺气虚弱、肺肾两虚等等。凡此种种，可知稍有不慎则容易诱发咳嗽，咳嗽是很多人经历过的烦恼，怎么来解决呢？

　　虽然咳嗽名目繁多，病因各异，然而其基本病机为肺气上逆，正如《医学三字经·咳嗽》所言："咳嗽不止于肺，而亦不离于肺也。"因此，咳嗽的治疗以宣通肺气、化痰止咳立法，外感咳嗽者，佐以疏风解表，风寒咳嗽则宜疏风散寒，风热咳嗽则宜疏风清热，邪去则正安，不宜过早使用苦寒、滋腻、收涩及镇咳之药，以免留邪；内伤咳嗽，则应辨清由何脏累及所致，随证立法，痰湿咳嗽宜燥湿化痰，痰热咳嗽宜清热化痰，肺阴亏虚咳嗽宜养阴润肺，还应注意健脾、调肝、治肾等，此为辨证论治咳嗽之常法。

　　也许大多数非中医人士对这些辨证论治难以弄明白，但可以根据咳嗽吐痰的情况来粗略辨别寒热虚实。一般而言，痰白而稀薄的属风寒，痰黄而稠者属热，痰少质粘者属阴虚，痰白清稀透明呈泡沫样的属虚寒，痰中带血者多为燥热或阴虚火旺，痰多粘腻或稠厚成块者属痰湿较盛。辨别清楚了寒热虚实则可选择适宜的中成药治疗，风寒咳嗽可选用通宣理肺丸、三拗片，风热咳嗽可选用肺热咳喘口服液、疏风解毒胶囊，风燥咳嗽可选用川贝枇杷膏、秋梨润肺膏，痰湿咳嗽可选用二陈丸，痰热咳嗽可用橘红丸、肺力咳合剂，肺气不足的咳嗽可选用参苏丸、人参保肺丸，阴虚咳嗽可选用百合固金丸。另外，还可以穴位贴敷和推拿治疗，常用穴位有天突、膻中、列缺、风门、肺俞、丰隆等，也可以帮助解除咳嗽的烦恼，对于小儿咳嗽还可以采用推拿手法来治疗。

饮食不慎也可以导致咳嗽反复发作，应注意避免生冷、辛辣、香燥、腊味、泡菜、刺激之品。而合适的饮食对缓解咳嗽也是有帮助的，如生姜、紫苏、梨子、冬瓜、白萝卜，可选择食用。

咳嗽往往为呼吸道疾病的信号，亦可能为呼吸道以外其他脏器疾病的信号，如果小孩咳嗽经久不愈，曾经有呛食的情况，则要考虑是否有异物吸入，需及时到医院检查以明确诊断和及时治疗。

十一、怎样避免口臭？

口臭已经成为现实生活中困扰人们的苦恼问题，会给人带来无尽的烦恼、苦闷和忧伤，影响正常的工作、生活以及社交，久而久之甚至引起心理疾患，需要积极应对口臭的烦恼。要想避免口臭，就需要了解引起口臭的原因。

引起口臭的原因有很多。一是口腔本身的疾患，如蛀牙、牙龈炎、牙周炎、口腔黏膜溃疡等。二是临近口腔的器官病变也可以引起口臭，如鼻炎、鼻窦炎、鼻咽炎等。三是全身疾病的影响，如胃溃疡、肠胃功能紊乱、内分泌疾病、糖尿病及免疫力受损。还有肝肾功能异常也会导致口臭。肝硬化和肝功能衰竭患者，血液中尿素氮和氨的含量增多，尿素氮和氨部分可以从口腔中排出，导致呼吸中有霉臭味、老鼠味或臭蛋味。尿毒症伴肾衰竭者常释放出氨水味臭气，即使透析也会有鱼腥味。四是不良的生活习惯也是引起口臭的原因，如喜欢嗜食葱蒜、咸腥等食物，嗜好烟酒，长期不排便，熬夜。五是心理因素也可引起口臭，如长期紧张、焦虑等不良情绪刺激等。有人研究观察到，口臭还有一个重要的原因就是平时不开放的食管对外开放了造成口臭，而且臭味的程度取决于食管这个肌性管道开放的程度，食管是一个受植物神经支配的肌性管道，在生理功能上，只有在吞咽食物、水等物质时张开，随后马上关闭，平时对外是不开放的，一旦开放则会出现口臭。中医认为口臭是五脏六腑功能失调的结果，与脾虚、胃热、食滞、气郁、血瘀等多种因素有关，明代李时珍《本草纲目·第四卷上·口舌》亦言："口臭是胃火、食郁。"

　　了解到引起口臭的原因，治疗口臭就应该有的放矢。如果是疾病引起的，就需要针对疾病进行治疗，从根本上解决口臭的问题。如果只是不良生活习惯导致的口臭，就需要纠正，如戒除烟酒不良嗜好，不进食容易引发口臭的食物，如葱、大蒜、韭菜等，避免熬夜，坚持每天排便，保持心情舒畅，还需要注意口腔卫生，如每天坚持早晚刷牙，饭后以及进食后及时漱口，平时可以含漱薄荷水、藿香佩兰茶等，可以保持口气清新。

十二、为何要让小孩常带三分饥与寒？

　　"若要小儿安，常带三分饥与寒"，这句俗语出自明代医家万密斋的《育婴家秘》。所谓"常带三分饥与寒"者，"饥"谓节其饮食也；"寒"谓适其寒温也。意思是说要确保小儿平安健康，就不能给孩子吃得太饱、穿得太暖，而不是不给吃不给穿的谬说。

　　"三分饥"的意思是不要让孩子吃得过饱，每餐大约七分饱就足够了。小儿属于"稚阴稚阳"之体，五脏六腑虽成，但成而未全，全而未壮。脾胃的功能均未能完善成熟，形成了小儿日益增多的营养需求与脾胃功能相对薄弱之间的矛盾，诚如经云："儿之初生，脾薄而弱，乳食易伤，故曰脾常不足也。"所以处于生长发育旺盛时期的小儿，必须特别注意调理饮食，保持脾胃的正常消化吸收功能。吃得过多，会令胃肠负担加重。小儿为纯阳之体，病易热化，伤食易生积热，就很容易生病。

"三分寒"的意思是让家长不要把小孩捂得太严实了。衣服穿得多，小孩好动，就很容易出汗，汗液难以挥发，很容易诱发湿疹、汗斑等一些皮肤病，同时也会导致小孩贴身衣服汗湿，容易着凉。中医认为，穿得过暖，阳气更亢，消耗阴液，体内阴阳失衡，内热而生，就容易出汗，毛孔长期处于开放状态，加之小儿肺脏娇嫩，容易为风邪侵袭而发病，所以穿的越多的孩子越容易感冒咳嗽，而经常感冒的孩子体质越容易虚弱，则可形成恶性循环。唐代孙思邈在《千金方》中就反复强调，小儿不宜过暖，"不可令衣过浓，令儿伤皮肤，害血脉，发杂疮而黄，儿衣绵帛特忌浓热，慎之慎之。凡小儿始生，肌肤未成，不可暖衣，暖衣则令筋骨缓弱。"

"若要小儿安，常带三分饥与寒"对于小儿的调护有重大的指导意义。食之过饱，穿之过暖，容易引起脾胃发病，气血无生化之源，则机体无所养而百病生。合理的饮食，适当的衣着保护，可保证小儿脾胃消化吸收功能正常，气血充沛，则病无从生。

十三、为何婴儿需要穿开裆裤？

随着时代的进步，新生事物层出不穷，不知不觉婴儿穿了有上千年历史的开裆裤被纸尿裤所替代，倘若有老人固执己见给孩子穿开裆裤，轻者被认为是思想不开放，传统落后，重者会遭受口诛笔伐。当今普遍认为穿开裆裤是因为过去没有纸尿裤，是为了方便把屎把尿，既不卫生，也不安全，开裆裤是个落后的东西应该摒弃。然而，对于襁褓中的小婴儿真的不用穿开裆裤吗？

古代儿科医家的育儿智慧告诉后人，婴儿穿开裆裤有益于生长发育。明代家传儿科大家万密斋老先生说道："童子，裳不裘帛。"裳是指下体的衣服，裘是皮衣，帛为上好的丝质布，也就是说，对于小儿的衣着，下体要穿得薄，尤其是下体不能用厚厚的棉絮裹，更不敢下面穿皮衣。为什么呢？万密斋老先生又说："下体主阴，得寒则阴易长，得温暖则阴暗消。"那么，针对婴儿，衣着怎么来穿呢？万老先生进一步指出："头要清凉背要温，露其下体养真阴。"，也就是婴儿需要穿开裆裤。

婴儿是指出生满28天至一周岁的孩子，在这个年龄期的生长发育是非常快的，小儿从头能立，到能翻身、能坐、能爬、能走，成长非常快，这就是阳的作用。但在古人看来，阴阳是相对的，阳长得快，阴则是相对不足的。"露其下体"则能够帮助阳消，而促使阴长，因而能够"养真阴"，否则穿满裆裤，使下体太过温暖，则真阴就不足以平衡长得过快的阳，将来会导致他阳的不足。这就是穿开裆裤的学问，真的并非图方便那么简单。一周岁以内的婴儿，活动范围小，大都是居家，需要家长的辛劳付出，只要注意搞好环境卫生，及时清洁外阴臀部，精心照护好孩子，也就不会轻易受伤和感染了。

诟病穿开裆裤者，值得反思传统习俗里藏着的育儿智慧，传统习俗的深邃内涵需要用心体会和传承。

十四、小儿尿床怎么办？

民间老百姓俗称的"尿床"，医学专业术语称为儿童遗尿症，是指5周岁以上孩子夜间不能从睡眠中醒来而发生无意识的排尿，且每周超过两次，持续时间超过3个月。遗尿严重影响小儿的身心健康，有可能出现偏矮、偏瘦或虚胖身材、记忆力差、注意力不集中、多动、反应不敏捷等，如果长期遗尿，到了青春期还会影响到第二性征的发育，有可能出现隐睾、小阴茎、小子宫等，影响成年后的婚育，遗尿还影响自信心与自尊心，容易出现自卑心理。而现实生活中，许多家长以为小孩尿床没有多大关系，容易忽视大意，因此，有必要提醒家长重视孩子尿床的问题。

儿童遗尿症是儿科常见疾病，发生的病因比较复杂，可能跟遗传、神经系统、内分泌系统、泌尿系统、心理等各种因素相关。《诸病源侯论·遗尿候》云："膀胱为津液之腑，既肾气衰弱，不能约水，故遗尿也"。中医认为小儿遗尿与肾气未充有密切关系。治疗儿童遗尿症，无论是中医还是西医，都主张身心同治。对于遗尿的孩子，家长不要因为遗尿而打骂，避免造成孩子恐惧及精神紧张，应帮助孩子树立治疗信心；还应该帮助孩子进行排尿训练，可以在白天排尿时，开始排尿、中断、再排尿，直至排空的训练，这样时断时续的小便，以提高大脑与膀胱括约肌的协调性，增强外尿道括约肌的控制能力，指导患儿白天多喝水使膀胱容量扩张，适当憋尿以增加膀胱容量及训练他们的控制力，还要训练孩子养成每天睡前排干净小便的习惯，使膀胱里的尿液排空后入睡；强调睡前2小时不要喝水，也不宜吃西瓜、牛奶等，以减少夜里膀胱的贮尿量；尽量使孩子的生活起居有规律，应养成孩子按时睡眠的习惯，睡前家长不可让孩子剧烈活动，不可看惊险紧张的影视片，以免使孩子过度兴奋；家长及时更换尿湿的被褥和衣裤，保持睡觉的被褥干净、暖和。中医治疗可以根据孩子的具体情况选择辨证论治、中成药缩泉丸、艾灸穴位、推拿按摩、中药穴位贴敷等方法来温补肾阳，调理膀胱气化功能，达到治疗遗尿的目的。由于发生尿床的原因比较复杂，家长应该积极带孩子到医院进行检查确诊和治疗，从根本上解决尿床的问题。

尿床不是小事，千万不可忽视，儿童是祖国的未来，每个孩子都弥足珍贵，希望家长重视孩子的尿床问题，帮助孩子健康成长。

十五、中医怎样应对痛经？

痛经是很多妇女的痛苦，轻者在行经前后或月经期出现下腹部疼痛、坠胀，或可伴有腰酸或其他不适，严重时则可出现面色苍白、手足发凉，甚至晕厥等，严重影响正常生活。

中医称"痛经"为"经行腹痛"，东汉时期的张仲景在《金匮要略·妇人杂病脉证并治》提出"带下，经水不利，少腹满痛，经一月再见者，土瓜根散主之"的文字。妇科大家陈自明指出："夫妇人月经来腹痛者，由劳伤气血，致令体虚，风冷之气客于胞络，损于冲任之脉、手太阳、少阴之经。冲脉、任脉皆起于胞内，为经脉之海也。……其经血虚，则受风冷。故月水将行之际，血气动于风冷，风冷与血气相击，故令痛也"。经过数千年的探索和总结，中医在长期医疗实践中，归纳引起痛经的病因与寒、热、瘀、虚有关。由于妇女在生理上常不足于血，而且经孕产乳期间，血脉亏虚，气血不足，更易受寒邪侵袭，引发痛经。例如在经期涉水淋雨，过食生冷，或触冒风寒，从而寒湿客于胞中，搏于冲任，则可以导致痛经。现代女性，特别是青年女性，生活起居上往往不注意，喜欢贪凉饮冷，或嗜食寒凉之品，如冰饮、雪糕等，夏季使用空调调温过低，或过分追求轻盈艳丽而衣着单薄，以致寒聚子宫，阻滞血脉，或喜食辛辣厚味之品，至邪热内蕴，损伤血脉，所以痛经时有发生。

痛经时，喜欢用热敷的，常为寒凝；痛经伴有脾气暴躁，小便黄，大便干，多为热郁；经水血块多，经色暗红的，考虑为瘀血；表现为腹痛绵绵，喜按摩肚子的，考虑为虚证。辨清了寒热虚实后，则可分别采用散寒，清热、化瘀、补虚等方法处理。寒凝痛经可予热水袋外敷，饮用艾叶红糖汤；热郁痛经的可选用益母草煮鸡蛋；瘀血痛经的可选用田七煮鸡汤；虚证痛经可选用八珍膏。还可以采用穴位贴敷和艾灸治疗，常用的穴位有三阴交、足三里、血海、气海、中极、八髎穴等。

女性在生活上需要注意，应该做到经期保暖，避免受寒及经期感冒。经期禁食冷饮及寒凉食物。经期禁游泳、盆浴、冷水浴。保持阴道清洁，注意经期卫生。积极正规地检查和治疗妇科病，月经期应尽量避免做不必要的妇科检查及各种手术，防止细菌上行感染。患有妇科疾病，要积极治疗，以祛除引起痛经的隐患。

十六、妊娠养胎重要吗？

随着生活水平和卫生保健意识的不断提高，为了拥有一个健康、聪明、漂亮的宝宝，提高出生人口素质，优生优育越来越受到广泛而高度的重视，也就是俗称的"胎教"，中医称为"妊娠养胎"。胎儿的生长发育完全依赖母体，因而胎儿的健康容易受孕妇生活环境、饮食、情绪、言行等影响，所以必须重视孕妇的身心调养。

中医很早就重视养胎，早在东汉末年的医圣张仲景在他的《金匮要略·妇人妊娠脉证并治第二十》中写道："妇人伤胎，怀身腹满，不得小便，从腰以下重如有水气状，怀身七月，太阴当养不养，此心气实，当刺泻劳宫及关元，小便微利则愈。"后人据此，总结并完善了分经养胎的理论。就是根据胎儿的月份大小，分归到人体的十二经络。并根据十二经络的自身特点而着重调理。《济阴纲目》中则详细地记载了各月妊娠养胎的注意事项。历代医家都重视从生活起居、饮食调节、情绪管理等方面进行妊娠养胎。宋·陈自明《妇人大全良方》提出"居必静处"，勿"绮靡华丽"，就是居住环境应简洁清静，卫生大方，"不为力事，寝心安静，毋令恐畏"，就是指孕妇不能过于操劳，保持优质睡眠休息，保持良好的精神心理状态，避免不良因素的刺激，有利于胎儿健康发育。饮食调节上，强调孕妇吃得好，身体强盛，才能有足够的精神能力养胎。唐·孙思邈《备急千金要方》还详细列举了需要禁忌的食物，认为羊肝、羊肉、驴马肉、骡肉、兔肉、犬肉、鲤鱼等对孕妇不宜，指出了饮食不当可能会造成难产、流产、新生儿缺陷、畸形、心理缺陷，小孩体质差、多病等，都值得引起重视。情绪管理上，孕妇应该注重精神文化生活，多听美妙的音乐，陶冶情操，古人的经验之谈"欲生男者操弓矢，欲生女者弄珠玑。欲子美好，数视璧玉；欲子贤良，端坐清虚，是谓外象而内感者也。"明确指出了孕妇的情志品行和个人修为与胎儿的健康发育息息相关。现代研究也表明，孕妇在妊娠期间饮食、情绪等因素对胎儿的发育至关重要。

树立正确的养胎观念，执行正确的养胎方案，是拥有一个健康聪明宝宝的重要保障，为孕妇营造一个良好的环境，对于胎儿出生后的生长发育及健康成长有着非常重要的意义。

十七、月子需要坐吗？

我国坐月子的习俗距今已有两千多年的历史，最早见于

《礼记·内则》，称为"月内"，已经形成了一套约定俗成且广泛流行的风俗，涉及对产后的饮食、衣着、卫生、环境、情志调养等诸多要求，至今仍有很大影响。民间俗称的"月子"，是指从分娩结束到产妇身体恢复的一段时间。古人有"弥月为期，百日为度"的说法，在这期间对产妇的护理和调养，俗称"坐月子"。"坐"的本义是坐下休息，而这是引申为产妇在"月子"期间的饮食起居宜忌，精神情志调养和环境卫生的特殊护理等内容。

中医认为产妇在经历分娩之后，身体处于"气血亏虚"的状态，需要从饮食、起居等各方面进行调养，促使产妇身心的康复。

要注意饮食的宜忌，宜吃鸡肉、鸡蛋、红糖、桂圆、米酒、猪蹄、鲫鱼等温补的饮食，忌食生冷、辛辣、酸涩、过咸和过硬等食物，这是在民间普遍流传的观点。红糖性温，具有益气补血、温暖脾胃、缓中止痛、活血化瘀的功效，米酒则是糯米发酵酿制而成，又称酒酿或醪糟，古人叫"醴"，是南方常见的传统食品，其性质温和，有化解瘀血、增进食欲的作用，因此产后一周内适当食用红糖、米酒对身体恢复是有益的。老百姓普遍认同月子期间不宜食用生冷食物，由于生冷食物容易刺激肠胃，影响消化，且寒凝血瘀，不利于产后瘀血恶露的排出，诚如《女科秘诀大全·安全产后秘诀》所云"新产骤虚，最忌着寒，寒则血气凝滞，诸变冗生"，因此产妇宜温暖的食物而谨慎寒凉饮食，是有一定道理的。

起居的宜忌。古人有月子期间不可探视产妇，产妇不可外出、不可入庙、不能参与祭祀的习俗。中医认为妇女分娩后气血虚弱，抵抗力低，外邪容易侵袭人体而引起疾病，现代医学同样认为，新产妇和新生婴儿与外界隔离，可以降低感染疾病的风险，所以这样的主张是有一定科学道理的。在不具备完善的消毒、防疫措施的古代，这样的风俗可以最大限度地保护产妇和婴儿的健康。还有，《妇人大全良方》提出"不避风寒，脱衣洗浴，或冷水洗濯。当时虽未觉大损，盈月之后即成蓐劳。"这一观点影响甚广，坐月子期间不能接触冷水、居室要紧闭门窗防止冷风吹入、着长衣长裤、包头盖被的习俗也源于此。由于古代的生活水平和卫生条件的限制，如果在寒冷的环境中，以冰凉的水来洗浴，的确容易感受风寒致病。当今生活条件得到了极大的改善，几乎家家有空调，只要注意控制好居室和浴室的温度，用温水洗浴，浴后注意及时擦干、保暖，洗澡、洗头、刷牙并不会导致疾病，而且在穿着保暖合体的衣服的同时，居室定时开窗通风，保持空气流通，也是有益于母婴健康的。老百姓有所不知，在我国西南的瑶族流行在月子期间给产妇药浴的习俗，一般是用钩藤、鸡血藤、桑枝、桂枝等中草药煎煮好药汤，趁热为产妇进行熏蒸，待温度适宜时，再用毛巾蘸药汤擦洗全身，可以温散寒邪，祛风除湿，认为接受过这种月子药浴的妇女身体恢复较快且不易生病。由此可知不但没有月子期间禁止洗澡的习俗，还流行月子期间进行药浴。因此，不要以讹传讹了。

　　其他的月子宜忌还有许多，譬如还应该在月子期间调养产妇的情志。《妇人大全良方》提出"产后气血大伤，心神易浮，不耐惊恐忧悲，宜多加防护，静心休养"，且"不宜多语、喜笑、惊恐、忧惶、哭泣、思虑、恚怒"，"又不得夜间独处，缘去血心虚，恐有惊悸。"对产妇情志调养的这些详尽论述，至今仍有指导意义。坐月子还有一个规矩，就是月子期间需要禁止房事，诚如孙思邈所言："凡产后满百日，方可会合，不尔，至死虚赢，百病滋长，慎之。凡妇人皆患风气，脐下虚冷，莫不由此早行房故也。"这样，可使妇女分娩造成的伤口更好地愈合，防止感染和促进身体的愈合。

坐月子虽然是一种民俗文化，也是传统养生保健的重要内容。中国特色的坐月子，是将全家人的注意力都集中在了产妇身上，对产妇的衣食住行关怀备至，使其在分娩后没有受到冷落之感，同时哺育婴儿的责任也有家人分担，使产妇可以在身体恢复的同时完成心理上的调适，更好地适应自身角色的转变，也使家庭成员之间的关系更加亲密和融洽。有调查结果显示，我国的产后抑郁发病率显著低于西方国家，这与我们独特的月子风俗有一定关系。

十八、中医能够治急症吗？

很多人认为，中医只是"慢郎中"，对于急症无可奈何。而现代很多医院，甚至中医院，中医药治疗急病的使用比例大大低于西医。所以普遍认为，中医不能治疗急症。但事实却不是如此。中华民族上下五千年，期间经历过无数的灾难，而中医为中华民族的健康有着不可磨灭的功劳。在西方医学传入我国之前，中医一直承担着处理各种临床急症的重任，中医治疗急症历史悠久，内容丰富，对世界医学产生过深远的影响。《黄帝内经》中就明确提出"急则治其标，缓则治其本"的急症治疗原则。《素问·标本病传论》云"先热而后生中满者，治其标"，"先病而后生中满者，治其标"，"小大不利，治其标"中医在治疗急症的方药众多，例如中医的急救三宝：安宫牛黄丸、紫雪丹和至宝丹，在老百姓眼中都是推崇备至。其中安宫牛黄丸的主要功用为清热解毒、镇惊开窍，一直是中医用于治疗急症的常用要药，在民间更是一直被奉为中风急救"神药"。而麝香保心丸，速效救心丹等药物也是通过大量的临床证明其急救的效果。21世纪初，2003年的"非典"中，中医药的突出贡献更是有目共睹。

除了内服药物治疗外，中医还有很多其他的治疗手段：针灸、推拿、刮痧、拔罐、药物吹鼻、冷敷、热汤外渍、蜡疗、醋疗、膏药等，多途径、多剂型、多方法兼蓄并用。此类治疗措施所需的工具简单，操作相对安全，疗效显著。对于缺医少药的地区或者突发疾病而不能及时就医的时候，可为患者赢得宝贵的时间，挽救生命。如中暑时可通过刮痧、拔罐等方法治疗，心绞痛发作时按压内关穴，痛经发作时针刺三阴交等等。

还有人们熟悉的中医正骨、中医康复治疗等，对于急性的骨筋损伤都有立竿见影的效果。

由此看来，中医能够治疗急症，绝对不只是慢郎中。

十九、昏迷中医怎样救治？

"赶紧解开衣服，掐人中……"，这是老百姓救治昏迷患者最常用的方法，也许你曾经在电视剧中看到过郎中施针救治昏迷的场景，脑海里可能会闪现"这样做能行吗？"的想法。这不仅仅是你一个人的疑惑，而且是大多数人对于中医能否救治昏迷的质疑，甚至广为盛行"中医只能治慢性病，不能治急性病"的片面言论。昏迷是危重症，患者完全意识丧失，随意运动消失，对外界的刺激的反应迟钝或丧失，是脑功能的严重障碍，是大脑皮层和皮层下网状结构发生极度抑制的一种危急状态，性命攸关，需要紧急救治。那么，中医能够抢救急症吗？对于昏迷中医又是怎样救治的呢？

中医诊治急症历史悠久，源远流长，上溯先秦，下迄明清，群贤辈出，代有发明。晋·葛洪的《肘后备急方》是我国最早的治疗急症专著，发现"青蒿素"获得诺贝尔奖的屠呦呦之灵感正是来源于此，该书记载了魏晋南北朝时期急症治疗的理论和经验，其中描述的急救措施"口对口吹气法"，远远早于现代医学的人工呼吸。唐·孙思邈首创的葱管导尿法与现代医学的导尿术只是工具上的差异而已，而且专为抢救垂危之症而设的备急方有27首，如内服"还魂汤"，外用"仓公散"来救治"卒死"等，流传下来的《备急千金要方》和《千金翼方》对于急症诊疗的理法方药等有丰富的内容。经过历代医家的不断摸索和积累，已经形成了中医独特的救治急危重症的中医急症医学，而且很多救治方法已经深入老百姓的心中。但是如今现实是对于急危重症的抢救与治疗几乎是西医一统天下，而中医急诊及急救已经淹没在西医、西药的汪洋大海之中。缘何如此？对于疾病的临床诊断与疗效的判断标准都是以西医为主导，用西医的理论方法和标准来衡量中医学科，无形之中给中医发展的脚步套上了枷锁与桎梏。

自古以来中医救治急症有独特的理论、方法、药物以及各类措施，救治成功的案例不胜枚举，中医救治昏迷的理论和方法也早已悉备。"昏迷"的中医名称有"神昏""昏不知人""不省人事"等，中医学认为，昏迷的病位主要在心脑，脑为髓海，元神之府，心藏神，主血脉，出神明，《素问·灵兰秘典论》曰："心者，君主之官，神明出焉。"故凡邪热炽盛，扰乱神明；或痰浊上犯，蒙闭清窍；或五志化火，上扰清空；或药毒之邪，攻伐心气；或正气大亏，心神耗散等均可导致昏迷。治疗原则以醒神开窍为治疗大法，根据不同的病因分别救治，实证以开窍启闭为主，虚证以回阳固脱为主。开窍措施包括用通关散少许吹入鼻腔取嚏的搐鼻法、用乌梅或青盐擦牙的擦牙法以及针灸治疗等，其中针灸治疗是中医救治的主要措施。闭证可选用人中、十宣、太冲、合谷、涌泉、内关等穴，采用泻法，强刺激，不留针，或三棱针点刺出血。脱证可艾灸百会、关元、神阙、足三里、三阴交等穴，需要根据不同情况选穴配方。还可以选用安宫牛黄丸、紫雪丹、至宝丹等治疗。然而引起昏迷的病因繁多，现代医学已经明确有细菌、病毒等感染引起所致的昏迷，有颅脑疾病、心血管疾病、内分泌及代谢障碍等各种疾病引起的昏迷，还有各种理化损害如触电、中暑、溺水、冻僵、高山病、中毒等所致。因此，昏迷能否抢救成功，需要明确是什么原因引起的，有的放矢。

一旦发现有人昏迷，需要迅速呼喊并观察患者的意识状态，同时检查患者的呼吸及心跳情况，如果发生心脏骤停或者呼吸停止，应立即进行现场人工心肺复苏，可以使患者平卧，将其头部后仰并偏向一侧，以保持其呼吸道通畅，及时清理呕吐及分泌物，防止窒息。要注意为昏迷患者保暖，不要为了弄醒患者而拍打、摇晃患者头部，不要胡乱翻转、拖拉和搬运患者。尽管救治昏迷的措施有很多，但没有医学知识者不能道听途说盲目施术，应该立即拨打120急救电话，紧急送往医院进行救治。

二十、腹痛怎么办？

古人认识腹痛的历史悠久，《山海经·北山经》："有鸟焉，……名曰𪁂，……食之已腹痛"，早已有"腹痛"病名的记载。由于腹内有胃、肠、胰、肝、胆、肾、膀胱等脏腑，而且是手足三阴经、足少阳经、足阳明经、冲脉、任脉、带脉等经脉循行之处，倘若这些脏腑、经脉受到外邪侵袭，或内有所伤，以致气血运行受阻，均可引起腹痛，因而，腹痛很容易发生，也是很多人曾经有过的感受，倘若出现了腹痛，怎么来应对呢？

既然腹痛是脏腑经络病变引起的症状，如果引起的病因与涉及的脏腑不同，则伴随腹痛的表现也有所不同。如受凉引起的腹痛往往起病较急，疼痛剧烈且无间断；伤食腹痛，则伴有打嗝气味酸腐，大便臭如败卵；如疾病涉及肠腑，可伴有腹泻或便秘；膀胱湿热可见腹痛牵引前阴，小便淋沥，尿道灼痛等等。虽然腹痛的病因复杂且表现症状繁多，但其主要病机可以归纳为"不通则痛"与"不荣则痛"，因此治疗腹痛的原则为"通腑"与"养荣"。一般而言，"通腑"的法则主要用于由"不通则痛"的病邪阻滞中焦引起的腹痛，疏通脏腑气机则可使疼痛缓解，若为寒湿内阻可用温通，若为湿热壅滞或饮食停积则可用通下，若为气滞血瘀则可以行气化瘀，病邪得除，气机调畅，通则腹不再痛。"养荣"的法则主要用于气血亏虚或阴阳偏虚引起的"不荣则痛"，可以益气、养血、温阳、滋阴等，通过扶正养元，调整阴阳，则阴平阳秘，气血调和，腹痛可愈。中医治疗腹痛的方法主要是通过辨证论治，采取中药汤剂或中成药口服，或穴位贴敷中药，也可以针灸穴位，常用的穴位有足三里、天枢、神阙等，对于小儿的腹痛，还可以通过手法推拿治疗。生活上应注意休息和不受凉，饮食不能过饱，避免生冷、黏腻、辛辣、味重（油重、太甜、太酸、太咸）以及刺激之品，都可以减少腹痛的发生。

腹痛往往为消化系统疾病的信号，亦可能为消化系统以外其他脏器疾病的信号，如肾结石、腰椎病等也可能出现腹痛为主的临床表现。如果腹痛经久不愈，需及时到医院检查以明确诊断，及时治疗。

二十一、发热的中医处理方法有哪些？

发热是许多疾病的信号之一，中医认为发热是人体正气与邪气抗争御邪时的反应，现代医学认识到发热对人体的影响是有双重效应的，一方面是能够增加炎性反应，抑制病原微生物的生长，创造一个不利于感染或其他疾病发生的病理生理环境。因为当体温升高时，可加快体内化学反应速度来提高人体的免疫反应水平，体内的吞噬细胞活性增强，抗体的产生增多，有利于炎症的修复。另一方面发热会使体力消耗，感觉不适，甚至发生惊厥。尤其是对于神经系统发育尚不完善的小儿，发热或热度上升过快时就容易引起大脑功能紊乱，出现意识不清、全身抽搐等症状。抽搐的反复发作可导致脑细胞损伤，影响儿童智力的发育。当体温调节中枢功能衰竭时可发生超高热，对人体各组织器官，尤其脑组织损伤严重，引起脑细胞变性广泛出血深度昏迷，可导致死亡，因此对于发热需要积极处理。

中医对发热的处理方法较多，除了辨证论治予以内服中药外，还有许多的外治疗法，对退热有帮助。下面介绍中医的外治退热方法如下：

1. 刮痧　是通过刮痧板刺激人体体表的经络腧穴，达到疏通经络、解表发汗的退热作用。一般选择的穴位有夹脊穴（夹脊在背腰部，当第一胸椎至第五腰椎棘突下两侧，后正中线旁开0.5寸。）、大椎穴（第7颈椎棘突下凹陷中）、三关（位于前臂桡侧缘，自腕横纹至肘横纹）、六腑（前臂屈侧尺侧边，自肘至腕一线）、天河水（位于前臂正中总筋至洪池成一直线）等。操作时，注意刮痧器具的清洁消毒，以空气新鲜、冷暖适宜的室内环境为佳。

2. 推拿按摩　是通过特定的手法，如推、揉、按、滚等刺激皮肤，可以达到调整阴阳、疏通经络的作用，而达到疏风解表、解肌散热的目的。在降温的同时能调节机体免疫力，此类操作更适合小儿。因为小儿肌肤娇嫩，末梢循环丰富，对外界刺激比较敏感，推拿手法的刺激可直接促使小儿体表的毛细血管扩张，促进汗腺的分泌，利于热量散发及体温下降。

3. 中药灌肠和直肠滴注治疗　属于黏膜给药的一种治疗方法，是将中药药液灌肠或直肠滴注给药，药物直接通过直肠黏膜吸收，药代动力学分析结果表明，黏膜给药的峰浓度比口服高，生物利用度也比口服好，因此，能够较快退热。

4. 中药洗浴疗法　洗浴法是利用中药的药液洗浴人体外表的一种疗法，是借助浴水温热之力与药物发散之力，使全身腠理疏通，毛窍开放，起到经络调和、气血调畅、汗出热解的功效。有全身洗浴和局部洗浴、擦洗法。中药洗浴即可达到物理降温效应，又可经皮吸收药物而发挥解肌退热的作用。

5. 针刺穴位　能够泄热解毒、疏通经络、醒脑开窍等作用。可以激发与调整体温调节中枢及大脑皮质的功能，使其恢复正常活动。临床常用的方法包括针刺法、点刺放血法和穴位注射法。放血疗法是指用三棱针、粗毫针或小尖刀等刺破穴位浅表脉络，放出少量血液，以外泄内蕴之热毒，常用穴位有曲池、合谷穴，对于高热不退、昏迷不醒等患者有良好的效果。需要专业人员严格遵守无菌操作。

除了上述退热方法，中医处理发热的方法还有不少。如果出现了发热，需要及时去医院明确疾病的诊断，不能擅自处理，以免延误病情。

二十二、中医是怎样认识传染病的？

随着科技和医学的时代进步，预防免疫技术的发展，对一些传染病进行了有效的控制。然而，不断有新的传染病产生，威胁人类的生命健康，对于"甲型流感""SARS"（非典型肺炎）等传染病老百姓还心有余悸，肺结核、血吸虫病有死灰复燃之势。因此，新时代对于传染病的预防仍然不能松懈，那么，中医又是怎样看待传染病的呢？

传染病，中医称为"疫病"，属于中医"时行病"范畴。我国至少已有3500年以上的疫情历史，几乎古代每一个朝代，疫病的流行都非常频繁。疫病的每一次爆发，对人类生命健康和社会发展都造成了巨大损失，如曹植"说疫气"："建安二十二年，疫气流行，家家有僵尸之痛，室室有号泣之哀，或阖门而殪，或覆族而丧"，甚至是"一巷百余家，无一仅免；一门数十口，无一仅存者"。这都是瘟疫造成的悲惨状况的真实写照。中国灾疫频度的高峰期是魏晋南北朝、南宋以后以及明清两朝，其灾疫频度超过了以往任何时期。灾疫高峰期的形成，与天灾人祸密切相关，既与极端气候事件、自然灾害频繁有关，也与战乱连绵，人口大规模迁移有关。战争不仅为瘟疫的流行提供了便利的传播途径，也为瘟疫的流行提供了大量的易感人群，是导致瘟疫频繁发生的人祸。烈性传染病天花就是因战争引入并广泛流传的。南宋以后，特别是明清以来，人口密度增加，人口流动性增强，致使瘟疫病种增多及频度的增高。中医在同疫病长期斗争的过程中，积累了丰富的理论和宝贵的经验，温病学家吴又可于1642年撰成《温疫论》，这是世界上的第一部传染病专著，对疫病的防治意义深远。

中医认为气候不正是疫病发生的主要因素，《礼记·月令》就有"孟春行秋令，则民大疫"，"季春行夏令，则民多疾疫"的记载，由于人与天地相应，天地升降失常，四季交替无节，人体脏腑气机不能应时而动，导致易感状态，诚如隋·巢元方《诸病源候论》所言："时行病者，是春时应暖而反寒，夏时应热而反冷，秋时应凉而反热，冬时应寒而反温，非其时而有其气，是以一岁之中，病无长少，率相似者，此则时行之气也。"所谓时行，是说此时气候不是正常节气，而是临时变行，人们普遍不能适应，形成普遍易感状态，因而一旦感受不正之气，则可能导致疫病的大范围流行。《素问·刺法论》中有一段影响深远的论述，"黄帝曰：余闻五疫之至，皆相染易，无问大小，病状相似，不施救疗，如何可得不相移易者？歧伯曰：不相染者，正气存内，邪不可干，避其毒气，天牝从来，复得其往。"这一论述中的"扶正祛邪"思想奠定了防治疫病的"养内避外"的基本原则，养内则要增强体质，巩固正气，使外邪无法侵入；避外则要避开疫气，不受其毒。

中医"养内避外"的措施有很多，其许多的方式方法当今仍然值得借鉴。例如：建立了群防群治的一系列措施。一是"隔离治疗，阻断传播"。汉元始二年（公元2年）就已采取了隔离措施，并设立"临时时疫医院"，隔离传染源。此后历代效仿，至今也是防治传染病的一条根本措施。二是"颁布医方，群防群治"。在村口要路立牌告示或编撰一些简单的强体避疫的药方引导群众运用，增强机体抵抗力，控制疫病蔓延，切断疫病的传播途径。三是"开仓放粮，减免租税"，这些人文关怀的措施让百姓能得到身心的放松，稳定了社会环境。四是"巡视散药，赐棺埋瘗"，对未感染者送药预防，一旦死亡，政府免费制棺深埋，以防疫病的进一步扩散。唐代孙思邈提出"天行瘟疫病者，即天地变化之一气也，斯盖造化必然之理，不得无之，故圣人虽有补天立地之德而不能废之。……虽不能废之，而能以道御之，……天地有斯瘴疠，还以天地所生之物以防备之"的观点客观而前瞻，所著的《备急千金要方》中载有近20首癖疫方，如雄黄丸、屠苏酒、粉身散、太乙流金散、疫瘴发汗青散等，在药物的使用方式上，除佩戴胸口外，还有口服、烟熏、粉身、身挂、纳鼻、浴体等，药物以雄黄、细辛、川芎、蜀椒、桂心、白芷等辛香味厚者为主，为后人提供了疫病的预防药物借鉴。在与天花的斗争中，中医发明和完善了人痘接种术。据俞天池所著的《痘科金镜赋集解》："闻种痘法起于明朝隆庆年间（1567-1572年）宁国府太平县，……至今种花者，宁国人居多。"所说，我国的人痘接种术在16世纪或更早一些时候就已经被宁国府太平县的医人发明，开创了预防接种的免疫先河，并逐渐将人痘术传播至海外。中医主张的增强体质的健身术、芳香避秽法空气消毒、积极消灭虫害、改善环境、饮水消毒等等的预防措施，大都与现代医学预防措施不谋而合。

　　人类发展的历史一直伴随着与疫病的斗争，疫病也是古代中华民族的重大灾难之一。中医学凝聚着中华民族的聪明和智慧，是中华民族在长期与疾病做斗争过程中不断创造、积累、丰富和发展起来的，从某种意义上来说，也是不断在与疫病做斗争的过程中积累了丰富的经验，形成了许多独特的理论和有效的方法，中医"治未病"的预防思想和"天人合一"的整体观念对于预防传染病有着非常重要的现实意义。

二十三、中医预防流感的理念是什么？

　　流行性感冒简称流感，是由流感病毒引起的一种急性呼吸道传染病，传染性强，发病率高，容易引起暴发流行或大流行，其主要通过含有病毒的飞沫进行传播，人与人之间的接触或与被污染物品的接触也可以传播。自1580年有文献记载以来，世界范围的流感流行或大流行已超过30次。仅二十世纪就有三次流感大流行，分别发生在1918年、1957年和1968年。这三次流感大暴发造成的死亡人数，相当于艾滋病被发现以来致死人数的总和。正因如此，医学界公认流感的危害不亚于艾滋病和战争。除世界范围内的大暴发以外，流感的中、小型暴发流行实际上每年都在发生。进入21世纪后，流感的流行也没有停止过。为了有效防治流感，世界各国对引起流感的病毒进行了深入的研究，虽然明确了流感病毒是引起流感的病原体，但是目前尚没有研究出来治疗流感的特效药，因此预防流感就显得非常重要，中医预防流感的理念和措施也越来越得到业界的普遍关注与认可。近年来，每当流感的发生，国家卫生行政管理机构出台的防治指南中也有中医药的内容。

中医认为"正气存内，邪不可干"，如《素问·刺法论》："帝曰：余闻五疫之至，皆相染易，无问大小，病状相似，不施救疗，如何可得不相移易者？岐伯曰：不相染者，正气存内，邪不可干，避其毒气"，提出了预防疫病的基本原则，即把握"邪"与"正"两大环节。历代医家多强调怡七情、调饮食、适劳逸、导引与针灸强身扶正来保养正气，使机体正气强盛，以抵御疾病的传染。对于流感的预防，要求做到正确认识流感，保持情绪稳定不要恐慌，使"精神内守"；起居有常，生活规律，劳逸结合；饮食有节，进食时间有规律，不能过饥过饱，食物的温度适宜，不能太热或冷食，少进刺激之品，清淡不偏嗜；远离患者，减少集聚；及时增减衣物，以适应寒温变化。"芳香避秽"是中医的防疫思想，烟熏防疫是中国古代传统的防疫方法，已有3千年的历史，可以用艾叶、苍术、藿香、白芷、山柰、草果、檀香等芳香化浊类中药进行空气消毒，或制成香囊，佩戴胸前，或者悬挂室内，保持空气的清新洁净。刺激穴位也能够提高呼吸道的免疫力，常用穴位有印堂、太阳、迎香、风池、风府、攒竹、眉弓、大椎等，使用揉、按、推、抹、拿等手法。一方面是提高自身的抵抗力，一方面是杀灭病毒"邪气"，达到预防流感的目的。

对于流感的预防，尽量减少到人群密集场所活动；避免接触流感患者；咳嗽或打喷嚏时，用纸巾或毛巾等遮挡口鼻，避免飞沫四溅；保持良好的个人卫生习惯也是非常重要的。

二十四、为何同患感冒，中医的治疗却有所不同？

有的夫妻同时罹患感冒，有的姐妹同时感冒了，但是中医所处理用药不尽相同，老百姓常常感到很困惑。这是因为中医治病讲究辨证论治。虽然同患感冒，由于体质、年龄等个体差异，治疗的方法也有不同，中医称为"同病异治"。

"同病异治"首见于《素问.五常政大论》："西北之气，散而寒之，东南之气，收而温之，所谓同病异治也"。同一种邪气侵袭人体，由于个体所处的环境及自身的正气盛衰不同，即使是同一种疾病，发病机理和发展转归也会有所区别，再加上处于不同的病理阶段，因此表现出的证候、病型有差异，所以要采用不同的治则治法，开方抓药要因时因地因人而异。如感冒，证见恶寒重、发热轻、无汗，头项疼痛、肢节酸痛，鼻塞、声重、喷嚏、流涕、咳嗽，口不渴或渴喜热饮，苔薄白，脉浮紧，此时为风寒感冒，治则辛温解表，宣肺散寒，主方多选用麻黄汤或荆防败毒散等。相反，恶寒轻，发热较著，头胀痛、面赤，咽喉乳蛾红肿疼痛、鼻塞、喷嚏、流涕稠涕，咳嗽痰稠，口干欲饮，舌边尖红、苔薄黄、脉浮数，此时为风热感冒，治则应为辛凉解表，宣肺清热，主方选用银翘散。若证见发热、微恶风、汗少、汗出热不退，鼻塞流浊涕，头昏重胀痛，胸闷脘痞、泛恶，心烦口渴，小便短赤，口渴黏腻、渴不多饮，苔薄黄腻，脉濡数，此时应为暑湿感冒，则宜解表清暑，芳香化湿，主方选用新加香薷饮。

同患感冒这种病，中医的治疗和处方是有所不同的，需要根据年龄、性别、环境、患者体质等因素，注意个体差异，个性化治疗，与现代医学时髦的"精准医疗"有异曲同工之妙。

二十五、为何中医强调看人，而不是看病？

"医生，我得了高血压，给我开几副中药吃吧""我得糖尿病几年了，一直在吃西药，想换中药吃吃"……这是临床经常遇到前来看诊的患者诉说病情时的情况。因为大多数人不了解中医诊治疾病是需要全面了解患者的整体情况，如身体不适的症状、生病的原因、食欲改变、睡眠情况、大小便等，甚至还需要了解患者的体重有无变化，脾气性格是否有改变等等，还需要看舌、号脉，进行综合分析判断病因、病性、病位，最后才能遣方用药，这就是中医辨证论治的过程，是中医的特点所在。

中医学是古代哲学与医疗经验相结合的学科，采用系统观、整体观的思维方法，运用直接观察与思辨推理相结合的方式来研究人体的生命现象。中医认为人是自然界的产物，如《素问·宝命全形论》言："人以天地之气生，四时之法成"。人是依靠大自然的生生之气而诞生的，人必须顺应大自然的运行规律来生存，既然人是自然界的成员，人的健康势必受到自然界的各种因素影响，因此中医研究人的侧重点是人与自然的和谐以及人体内部的和谐状态，如整体观、藏象学说等，不仅把人与自然看作是一个整体，即"天人合一"，并且把人自身也看作一个不可分割的整体，即"形神统一"身心和谐的整体，正如《素问·六节藏象论》所说："天食人以五气，地食人以五味。五气入鼻，藏于心肺，上使五色修明，音声能彰；五味入口，藏于肠胃，味有所藏，以养五气，气和而生，津液相成，神乃自生"，指出了人禀天地之正气以生，受天地之和气以养，人在大自然中生存繁衍，生生不息，靠的就是天地之和气，离开了天地之和气，生命就难以维系了，如果天地之和气改变失常了，则会产生乖戾之气，人感受这些"失和"之气就会得病，如感受风寒罹患感冒，进食不洁食物引起腹泻等等。

中医认为人罹患疾病是与天地间的自然现象、生存环境、饮食习惯、起居劳作等失常，导致阴阳平衡失调息息相关，因此在看中医之时，详细询问各种问题，需要了解方方面面的情况，就习以为常而不足为怪了。

二十六、用"杏林春暖"赞誉中医是何缘故？

患者为了感谢医生的救命之恩，常常送面锦旗，写上"杏林春暖""华佗再世""德艺双馨"等等溢美之词，像"华佗再世""德艺双馨"容易理解，而"杏林春暖"是什么意思呢？

典出《太平广记》。相传三国时候，吴国侯官（今福建长乐市）有一位叫董奉的人，字君异，年少的时候开始学习医学，医术高明，是汉代有名的中医大夫，与南阳张仲景、谯郡华佗齐名，并称"建安三神医"。据晋葛洪《神仙传》卷十记载：董奉住在深山之中，平素帮忙治病救人，不收取患者的钱财和礼物，如果重病患者被治愈了，要求家人种杏树5株，如果轻病患者被治好了，就栽杏树1株，经过10年，共计种杏树10万余株，而成为杏林。后来，董奉每当于杏子成熟的时候，在树下作一草仓，过往行人如想摘取杏果，可以用谷物来换取。他在草仓旁竖立一木牌，上面写道：如果想买杏子，不需要告诉董奉本人，将一盆谷子放入草仓，就可取走一盆杏子。而董奉就将所得的谷物用于赈济贫穷。为了感激董奉的德行，有人写了"杏林春暖"的条幅挂在他家门口。董奉去世后，"杏林"的故事一直流传了下来，明代名医郭东就效仿董奉，在他所住的山下，种杏千余株。苏州的郑钦谕，庭院也设杏圃，患者馈赠的东西，也多去接济贫民。元代书画家赵孟頫病危，当时的名医严子成给他治好了，他特意画了一幅《杏林图》送给严子成。

人们在称赞有高尚医德，精湛医术的医生时，也往往用"杏林春暖""誉满杏林""杏林高手"等词句来形容。近现代的一些医药团体、杂志刊物也常以"杏林"命名。有关"杏林"的佳话，不仅成为民间和医界的美谈，而且也成为历代医家激励、鞭策自己要努力提高医技，解除患者痛苦的典范。

二十七、中医不科学吗？

近百年来，西风东渐，西方文化与科学技术在中国得到了广泛传播和大力发展，特别是西方医学进而代替中国传统医学而占据主体地位，随着科学技术的迅猛发展和西方医学的空前冲击，中医是否科学成为目前学术界和老百姓皆感兴趣和争论的问题。那么究竟什么是科学？中医究竟是否科学呢？

"科学"一词汉语原无，而是来自对英文"science"一词的翻译。也就是说，科学，作为一种系统的认识事物的方法和模式，属于西方文化体系。《辞海》对"科学"的解释是："反映自然、社会、思维等的客观规律的分科的知识体系"。中医是反映人与自然、社会、思维等的客观规律的分科知识体系，从科学的概念显而易见，中医是科学的。

中医诊治疾病的一个特色法宝是"辨证论治"。"证"是对疾病发展过程中的某一阶段的病理概括，包括了病变的部位、原因、性质以及邪正关系，反映出疾病发展过程中某一阶段的病理变化的本质，通俗来说就是疾病发展过程中的主要矛盾和关键点，"辨证"就是把诊查患者的全部资料，进行分析、综合和高度概括定性，"论治"则是根据辨证的结果，确定相应的治疗方法。例如，感冒这种疾病，有的表现为头痛、怕冷为主，有的则以咽痛、发热为主，这是由于引发感冒的原因和个体反应性有所不同，中医或辨为风寒证，或辨为风热证等关键所在，辨清了感冒属于何种证型，才能选择正确的治疗方法，风寒感冒采用辛温解表，风热感冒则应辛凉解表，给予适当的治疗。辨证是决定治疗的前提和依据，论治是治疗疾病的手段和方法。通过辨证论治的效果可以检验辨证论治的正确与否。辨证论治的过程，就是认识疾病和解决疾病的过程，是中医理论和实践相结合的体现，是理法方药在临床上的具体运用。而科学的核心在于对事物分类（比如对植物、动物的分类，元素周期表对化学元素的分类等等），而且是对事物进行可重复性的分类。从这个意义上理解，中医对患者的临床表现按"证"进行分类，而且这是一套在几千年实践中发展建立的分类体系，进一步佐证了中医是科学的。

有学者说"《黄帝内经》作为中医经典，提供的是一种中医的哲学思想方法；《伤寒论》作为中医经典，提供的是一种基于长期、大量实践经验基础之上的治疗原则。"打开《伤寒论》，用现代医药界科学的眼光来考量，不就是一百多条"药物临床试验方案"吗？先说适应证和禁忌证（入排标准），再说用什么方药，不难看出，对于《伤寒论》的每一条进行扩展，就是一个药物临床试验方案。这也是为什么日本、韩国能够成功注册《伤寒论》的许多经典药方的根本所在，日本居然还申请了专利，作为他们的宝贝保护起来了。

在人类文明的长河中，科学从蒙昧逐步走向清晰，科学是在不断告别过去，不断走向进步和成熟的过程。如果以现代实验科学的实证思想，来评价中医这一更近于抽象思维科学和实践经验科学的理论、方法和技术，或者说以现代科学技术的标准来量化评价中医，是否类似"秀才遇到兵"呢？

正如国学大师南怀瑾老先生在讨论《黄帝内经》时所言：现代人最讨厌的是太迷信科学，比迷信宗教还可怕。因为科学本身没有定论，新的发明会推翻了前面，永远没有止境，这也是科学的精神。对于科学的发明，乃至爱因斯坦也不敢下定论。你们学了一点科学的皮毛，就敢下定论了，我觉得很"笑话"！

第二章 问药

一、传说中的神农是怎样发现药物的？

曾经听一个老外感叹："你们中国人真聪明，把好吃的东西做成饮食，把不好吃的东西做成药物，又都取自大自然，真是绿色环保呀。"殊不知这是中华民族经历了几千年的艰苦卓绝的经验积累，为了找到医治疾病的药物付出了生命代价的祖先不在少数，其中最有名的就是神农氏，《史记纲鉴》："神农尝百草，始有医药"。而且神农因试尝了毒草药而薨殁，如宋代罗泌《路史》所言："崩葬于长沙茶乡之尾，是曰茶陵，所谓天子墓者"，崩葬之地系现在的炎陵县（原名酃县，1994年4月5日更名为炎陵县）。神州大地许许多多的地方还留有神农发明药物的名胜古迹，如太原的神釜冈留有神农尝药鼎，成阳山中有神农鞭药处等。南岳衡山祝融峰是历来朝拜神农炎帝火神之地。

神农氏是传说中的炎帝，中国的太阳神，三皇五帝之一。那么，神农的模样是怎样的呢？传说神农一生下来就是个"水晶肚"，几乎是全透明的，五脏六腑全都能看得见，还能看得见吃进去的东西，长的是牛头、人身，力大无穷。远古的时候，人们经常因乱吃东西而生病，甚至丧命。神农决心亲力亲为来改变这个现状。为了找寻治病解毒之良药，神农几乎嚼尝过所有植物，"一日遇七十毒"，曾经被毒得死去活来，痛苦万分。据《淮南子·修务训》记载："神农……尝百草之滋味，水泉之甘苦，令民知所避就，当此之时，一日而遇七十毒。"由于草木品种非常多，数也数不清，为了加快鉴别草木的速度，神农发明了能够鉴别草木的"赭鞭"，这些草木经过赭鞭一打，它们有毒无毒，或苦或甜，或寒或热，各种药的性味都自然地显露出来。就这样，神农每天手执神鞭身背药袋，跋山涉水历经艰险，踏遍了三湘四水，经过了无数次的反复实践，把能吃的放在身体左边的袋子里，介绍给人吃；不好吃的就放在身体右边袋子里，作药用；不能吃的就提醒人们注意。而且家人体恤神农的辛苦也参加了帮助神农鉴别药物的工作，传说神农的女儿花蕊公主化身为一只玲珑剔透的小鸟，每天伴随在神农身边，神农托着这只鸟，采摘各种草根、树皮、种子、果实，捕捉各种飞禽走兽、鱼鳖虾虫，挖掘各种石头矿物，一样一样的喂小鸟，并仔细观察体会它们在身子里各走哪一经，各是何性，各治何病。日积月累，天长日久，积累的药物经验越来越丰富，并不断得到后人的验证，如大黄泻下、麻黄平喘等至今行之有效的这些药物知识就来源于神农的经验，被后人篆刻记载下来的神农尝试的药物有365种，编纂成《神农本草经》流传下来了。

二、何谓中药之毒？

不少人认为中药大多数是源于天然的动植物，比起化学药品来说其药性平和而安全，不会发生毒副作用，信奉"中药无毒"一直是国人老百姓的观念，还有一些西医也认为中药无毒，当孕妇罹患感冒，则打发她来看中医的现象在临床上司空见惯。然而，中医业界却认为中药是"有毒"的，这是怎么一回事呢？

我国古代医家常常把毒药看作是一切药物的总称，而把药物的毒性看作是药物的偏性。诚如《周礼·天官冢宰下》所言"医师掌医之政令，聚毒药以供医事"；明代张景岳云："药以治病，因毒为能，所谓毒者，因气味之偏也。盖气味之正者，谷食之属是也，所以养人之正气。气味之偏者，药饵之属是也，所以去人之邪气，其为故也，正以人之为病，病在阴阳偏胜耳……大凡可辟邪安正者，均可称为毒药，故曰毒药攻邪也。"而《药治通义》引张载人语："凡药皆有毒也，非指大毒、小毒谓之毒。"所言的"毒药"指的是中药的性能功效，正因为药物的这些偏性才能纠正人体疾病的阴阳不平衡。而且古代医家还将中药作用于人体的反应情况和疗效来评价中药毒性的大小，如《素问·五常政大论》云："大毒治病，十去其六；常毒治病，十去其七；小毒治病，十去其八；无毒治病，十去其九；谷肉果菜食养尽之，无使过之、伤其正也。"不难看出，古代医家将治病纠偏的中药统称为"毒药"，这与当今所言之"毒药"的概念大相径庭，不能等同。

中药的毒性是它的偏性，即中药有寒热温凉平、辛甘酸苦咸性味之偏，人有气血阴阳、寒热虚实体质之偏颇，中药治病是以药之偏性纠正人体之偏颇的，如阳虚体寒者，可用温热药补之，阳盛热甚者，当用寒凉药清泻之，使人体恢复"阴阳平衡"。既然中药是以偏纠偏来治病的，不能随意滥用，无事进补更是大忌，否则祸不旋踵，谨记"用药如用兵"的告诫，需要严格掌握中药的适应证，保证用药的安全性。

三、中药的常见剂型有哪些？

中药口服剂型最常用的应属汤剂了，即将中医配方饮片加水煎煮而成的剂型，汤剂具有吸收快、作用迅速、加减灵活、针对性强等特点，故适于急病、新病以及病情较急的病证。

中药除了汤剂外，为了服用方便，便于保管和携带，更有利于慢性疾病的调理，即以中药饮片为原料，按规定的处方和标准制成具有一定规格的剂型的中成药。中成药的剂型有散剂、颗粒剂、胶囊剂、丸剂、片剂、胶剂、丹剂、膏剂、栓剂、酒剂、茶剂、露剂、锭剂等各种剂型。其中散剂是指药物与适宜辅料经粉碎、均匀混合而制成的粉末状制剂,可供内服或外用。散剂粉末颗粒的粒径小,容易分散,起效快;外用散剂的覆盖面积大,可同时发挥保护和收敛作用;制备工艺简单,剂量易于控制,便于婴幼儿服用。颗粒剂是药材的提取物与适量赋形剂或与部分药材细粉混匀,制成的干燥颗粒状剂型。颗粒剂既保持了汤剂作用迅速的特点,又克服了汤剂临用时煎煮不便的缺点。胶囊剂是将药物按剂量装入胶囊中而成的制剂,可掩盖药物的不良气味,易于吞服,能提高药物的稳定性及生物利用度;对药物颗粒进行不同程度包衣后,还能定时定位释放药物。胶囊剂可分为硬胶囊、软胶囊和肠溶胶囊。丸剂是指药材细粉或药材提取物加适宜的粘合剂或其他辅料制成的球形或类球形制剂,分为蜜丸、水丸、糊丸、蜡丸、浓缩丸和滴丸等类型。片剂则为药物与适宜的赋形剂经加压制成的片状制剂。胶剂是指以动物的皮、骨、甲、角等为原料,水煎取胶汁,经浓缩干燥制成的胶状内服制剂。丹剂为将药物研成细末,精制成丸状、锭状的制剂。膏剂是指药材提取物、药材或化学药物与适宜的基质和基材制成的供皮肤贴敷,可产生局部或全身作用的一类片状外用制剂,包括硬膏、软膏、橡皮膏等。栓剂是由药物与适宜基质混合制成供腔道给药的制剂。酒剂是将配方浸入酒中,经过一定的时间,待药性浸出于酒然后饮用的一种制剂,古称"酒醴",俗称"药酒"。茶剂则是将药方配料轧成粗末,制成块状或粉末状剂型泡服冲饮。茶剂有时也可以加进茶叶同制,服用时仅用沸水冲泡即可,饮用极为方便。如果将配方加水蒸馏,取蒸馏所得的药液饮用,即为"露剂",药力相对轻微,且多由芳香类药物组成,故一般适用于儿科轻症,或作为夏令饮料服用。锭剂是把药物研成极细粉末，然后加进适当的粘合剂制成纺锤、圆锤或长方等不同形状的固体或半固体制剂，可以挫末调服或磨汁饮用，还可磨汁涂敷外部患处。

中药剂型种类繁多，是我国历代医药学家长期实践的经验总结。近年来，研制开发了大量中药新剂型，如配方颗粒、口服液、冲剂、注射剂等剂型，进一步扩大了中药的应用范围。

四、怎样煎煮中药？

当今中医中药越来越受到老百姓的喜爱，但对中药饮片的煎煮方法许多人还不甚了解，为了更好地发挥中药汤剂的治疗效果，有必要重申中药汤剂的煎煮方法。

一是煎煮器皿的选择。历代医家早有论述，如梁代陶弘景云"温汤勿用铁器"，明代李时珍亦云"煎药忌用铜铁器，宜银器瓦罐"。这是因为铁、铜、铝、不锈钢等金属器皿，可以与药物发生反应，不仅影响疗效，甚至产生毒副作用。瓦陶器皿具有受热均匀，不与药物发生反应的特点，是不二的选择。

二是中药饮片煎煮前的处理方法。为了使中药饮片的有效成分充分渗透、扩散和溶出，在煎煮汤药前要对饮片进行浸泡。一般在室温条件下，浸泡用水量以水面没过饮片 2～3cm 为宜。浸泡的时间可根据药材性质和季节而定，一般而言，花和全草等质地疏松类药材的浸泡时间为 20～30 分钟，根茎、种子及果实等结构紧密类药材的浸泡时间为 60 分钟，夏天气温高则浸泡时间可缩短，冬天气温低则浸泡时间可适当延长，需要灵活运用。

三是煎煮的火候、时间、次数、药量的把握。需要根据药物性能与病情而定。一般而言煎煮的火候和时间，解表药、芳香类中药宜武火迅速煮沸，再用文火维持3~5分钟即可；补益药需用文火慢煎，时间宜长，煮沸后再文火煎30~60分钟。有些中药因其质地不同，煎法比较特殊，归纳起来有先煎、后下、包煎、另煎、烊化、兑服等。先煎者，主要是有效成分难溶于水的矿物、介壳类中药，需要打碎煎，先煮沸20~30分钟，再下其他药物同煎，这类药物有磁石、代赭石、生铁落、龟板、鳖甲等。对于附子、乌头等毒副作用较强的药物，也需要先煎45~60分钟后再下它药，以降低其毒性。对贵重药如人参、西洋参等应另煎，阿胶、龟板胶、鹿角胶等应烊化，对液体中药如竹沥、黄酒、姜汁等宜兑服，种子类、带绒毛及粉质或颗粒细小而不易过滤的药物，则需布包煎。一般煎煮次数多为两次，而质地致密或滋润的补益剂煎煮次数可适当增多。煎取药量，一般成人药量每次以200~300ml为宜，儿童则为50~150ml。以上是笼统而言，具体运用尚需要依据病情而定。

由于中药饮片的煎煮方法直接影响汤剂的疗效，因而历代医家对汤剂的煎煮方法早已十分重视，李时珍云："凡服汤药，虽品物专精，修治如法，而煎药者，鲁莽造次，水火不良，火候失度，则药亦无功。如剂多水少，则药不出，剂少水多，又煎耗药力也。"徐灵胎之《医学源流论》亦云："煎药之法，最宜深讲，药之效与不效，全在于此。……方虽中病，而煎法失度，药必无效。"医圣张仲景的《伤寒杂病论》中大部分汤剂后，都详尽地交代了煎服方法及注意事项。借鉴先贤所言，对于发挥传统中医药的疗效以及更好地服务于广大群众，有着非常重要的实用价值。

五、马兜铃与马兜铃酸有区别吗？

自比利时学者报道，部分女性服用了含有广防己的减肥药"苗条丸"后出现慢性肾功能衰竭，经研究确认是广防己中马兜铃酸所致的"中草药肾病"。由于中成药不是作为药品而是作为食品、保健食品或营养添加剂的名义出口到欧美国家的，是通过食品店、杂货店来销售的，而"药品可以有毒副作用，但食品是绝对不允许有毒副作用的"，随后，欧美国家采取了一系列禁用含有马兜铃酸中成药的措施，并将"中草药肾病"命名为"马兜铃酸肾病"。从此，马兜铃酸开始引起人民群众的关注，也成为医学界争论的焦点。老百姓对马兜铃酸是否就是马兜铃的疑惑越来越多，其实两者并不能混为一谈。

马兜铃为多年生的缠绕性草本植物，其名称因成熟果实如挂于马颈下的响铃而取得。"兜铃嗽医"是《药性赋》中耳熟能详的句子。其实，马兜铃的根、茎、果实都有药用价值，其果实称为马兜铃，具有清肺降气、止咳平喘、清肠消痔的功效，其茎称天仙藤，有理气、祛湿、活血止痛的功效，其根称青木香，有行气止痛、解毒消肿的功效。而马兜铃酸是一类硝基菲羧酸，属于提纯晶化西药，可用于支气管炎、鼻窦炎、扁桃体炎、肾盂肾炎、肾炎、前列腺炎等感染性疾病以及疖病、痤疮等，多与抗生素等配合使用以加速痊愈，对于肿瘤患者因化疗或放疗引起的白细胞数下降也有一定的作用。

自然界含有马兜铃酸的植物达600余种，广泛分布在热带和亚热带地区，在我国有40余种左右，其中含有马兜铃酸成分的中药有马兜铃（北马兜铃的果实）、青木香（马兜铃的根部）、天仙藤（马兜铃的茎）、广防己（木防己）、汉中防己（异叶马兜铃）、关木通（木通马兜铃）、寻骨风（绵毛马兜铃）、朱砂莲、威灵仙、细辛等。为了避免中药的毒副作用，大多数中药是通过加工炮制来降低或消除其毒副作用的，还可通过配伍方法加以抑制，早在《本经》中已有记载："若有毒宜制，可用相畏相杀者"。药本无过，药材若能够道地精选，严谨配伍，规范炮制，辨证选用，而且中医强调"用药应中病即止"，对于任何药物都不宜长期服用，才能保证药物使用的安全性。

马兜铃酸与马兜铃，无论是从名称，还是两者的功效特点，都不应该等同，更不应该把药物的化学成分与中药相提并论，不仅仅是马兜铃酸与马兜铃，还有麻黄碱与麻黄、三七皂苷与三七、柴胡皂苷与柴胡等等，都需要区分开来，化学成分并不能等同于中草药。

六、木通有哪些品种？

外国人长期服用"龙胆泻肝丸"这一中成药减肥，出现了肾毒性反应，甚至还有致癌的报道。追根溯源，才发现主要毒性成分来自这种中成药中的关木通，是其中所含成分"马兜铃酸"在作祟，这场沸沸扬扬的风波，严重影响了中医药的国际声誉。那么，这个关木通是一味什么样的中药材？就是木通吗？有必要正本清源。

古代本草（中药）书籍常将木通与通草相混。《神农本草经》中未载木通，而有通草。而后世各本草中往往在通草项中提到木通，如《新修本草》《证类本草》《图经本草》等，载："通草……，今人谓之木通。"直到明代的《本草纲目》，仍然用通草这一名称来记述木通。而有些本草则改用木通之名，如唐代的《药性论》，元代的《汤液本草》和明代《本草品汇精要》等，均与现代使用的名称一致。上述本草记载的木通是五叶木通、三叶木通、白木通及毛茛科铁线莲属的川木通，尽管我国古代药用木通的品种比较复杂，但是，历代本草中从未有"关木通"的记载。

　　关木通缘何成为木通而进入国内药材流通市场的呢？由于东北药材市场的生药木通在20世纪50年代初，不但在东北地区习用，而且已经进入国内其他药材市场。有学者将东北的这种木通进行研究，发现这种生药木通系马兜铃科植物而非木通科的品种，经鉴定为马兜铃科植物东北马兜铃。又由于木通科的木通均为野生，生长缓慢，其藤茎直径达到2cm大约需要5～6年的时间，且为散生，未见有成片的丛林，多生在海拔800～1200米的半高山坡上，在自然条件下人工栽培则逐年退化，成材率很低。而马兜铃科的东北马兜铃生长周期短，采集及加工均较便利，与木通科的木通也有着近似的功效，于是东北马兜铃逐步成为木通的替代品并逐渐占领全国药材市场。因其是木通的替代品，又主产于关外的东北三省，所以被冠以"关木通"之名。国内中医药界特别是药材经营部门大多认为是顺理成章之事，并以法定程序予以承认。1963年以前的《中华人民共和国药典》（以下简称《药典》）各版只收载木通科的木通而未载马兜铃科的关木通，在1977—2000年间的各版《药典》则将木通科的木通淘汰，却将马兜铃科的关木通和毛茛科川木通作为正品木通收载。那么，龙胆泻肝丸出自金元时代成书的《兰室秘藏》之龙胆泻肝汤，其中之木通应该为木通科植物的木通，并非关木通。从20世纪六七十年代以来，由于木通逐渐被关木通所替代，因而才出现"马兜铃酸肾毒性"的风波。

　　国内许多中药专家对于《药典》将马兜铃科的关木通和毛茛科川木通作为正品木通收载持有不同见解，如我国著名生药本草学家谢宗万教授在1964年出版的《中药材品种论述》明确指出："本种（指五叶木通）分布较广，但现代很少作木通应用，竟有混作'海风藤'销售者。本品确具木通固有之疗效，应重新开发作正品应用"。其后在1986年又再次发表"通草与木通品种的本草考证"一文，指出："正品木通科木通有历代本草长期使用的历史，又有现代药理试验证明其具有利尿的效能，应该给予重视……建议今后新版药典明确以木通科木通为中药正品木通，重新开发利用"。我国已故著名药学家楼之岑教授于1996年提出建议："鉴于三叶木通作为木通使用，既有本草文献依据，又有利尿和抗菌作用，而且分布亦较广，因此建议下版药典收载三叶木通及其变种作为正品木通。马兜铃科的关木通与淮木通作为木通使用，既无本草文献作为依据，实验表明并无利尿作用，而且具有一定的毒性。所以，这类木通应停止使用"。专家们如此郑重的呼吁与建议，未能引起有关方面与决策者的重视，2000年版《药典》依然如故。直到国外对含有关木通的中成药进口亮起了红灯，才回过头来考虑是否恢复木通科木通的用药正品地位，这个漫长的过程发人深省。我国老一辈本草生药学工作者的真知灼见，所发表对木通药用正品的学术见解，良苦用心令人钦佩。

由于中药品种繁多，产区广泛，历代文献记载，地区用语和使用习惯不尽相同，因此，对于不断涌现的类同品、代用品以及同名异物、同物异名的现象，需要仔细分别与认真考证。

七、冬虫夏草真有那么神奇吗？

数千年之前，《藏本草》已有冬虫夏草的药用记载，清朝被正式列为药材。清·齐学裘《见闻续笔》将冬虫夏草描述得十分传神："扶滇时复得异卉数百种，其奇形异色，真有思议不及者。有冬虫夏草，冬则虫蠕蠕而动，首尾皆具；夏则为草，作紫翠杂色。山中人取其半虫半草者鬻之，植物动物合为一气，何生物之奇也。"再没有比"冬虫夏草"更形象的药名了。

冬虫夏草主要生长在海拔3800～4000米的高山草甸地带，主要产区在青海、西藏、四川、云南、贵州等省，是麦角菌科真菌冬虫夏草菌寄生于蝙蝠蛾幼虫形成的真菌子座和充满菌丝的虫体复合物，因为生长环境及形成过程的特殊性，加上产量低，药效显著，其价格极其昂贵。

中医认为，冬虫夏草味甘性平，归肺、肾经，具有补肾益肺、止血化痰的功效，与人参、鹿茸同被誉为"中药三宝"，因其具有补而不峻、温而不火、滋而不腻的药效特点，故被誉为"百药之王"。现代药理研究表明，其含有虫草多糖、麦角脂醇、生物碱、核苷类物质、甾醇、糖醇、氨基酸、脂肪酸、维生素及微量元素等多种活性成分，随着药理学研究的深入开展，对冬虫夏草药理作用的探索亦层出不穷，研究结果显示其具有调节免疫、抗氧化、抗纤维化、抗疲劳、抗衰老、保护肝肾功能的药理特点，但由于冬虫夏草有效成分复杂，对于其药理作用的机制研究有待进一步探索。然而，利用现代科技发酵获得的冬虫夏草菌丝体为原料研发出了一些含有冬虫夏草部分功效的中成药，如百令胶囊、金水宝胶囊、至灵胶囊等，是否能够完全达到冬虫夏草一样的药效，还有待时日验证。

冬虫夏草虽然能够防病治病，滋补强身，但要讲求"对症下药"，不能随意服用，否则适得其反，长期服用冬虫夏草，同样会影响机体的阴阳平衡，不利于身体健康。

八、人参的品种有哪些？

中华民族历来重视具有补益作用的药物，人参正是这样的药用植物之一，被誉为"补气之圣药，活人之灵苗"。我国服用人参的历史可以上溯到春秋时期，越国的范蠡在《范子计然》中对人参有这样的描述："人参出上党，状类人形者善"。人参一直受到人们的追捧，历代文人墨客亦盛赞人参之神，其中颇为著名的是宋朝苏轼《小圃人参》、谢翱《效孟郊体》、清朝杨宾《柳边纪略参》以及清朝乾隆皇帝御制《人参》等。当今各式各样的人参名目繁多，使人眼花缭乱，令人无所适从。

人参为五加科多年生宿根草本植物，因产地品种的不同以及加工炮制的不同，其名称与功效也有差异。目前世界上栽培人参的国家主要有中国、朝鲜、日本、美国、苏联和加拿大等。中国人参是我国发现应用栽培最早的品种之一，现在朝鲜、日本、苏联等国家栽培的都是中国人参品种，美国人参主要在美国和加拿大栽培。一般依产地命名者，中国人参野生者称山参，栽培者称园参，美国人参又称西洋参或花旗参，产于朝鲜的人参称朝鲜人参，又叫高丽参、别直参；根据加工炮制不同而命名者，鲜人参经干燥加工成的生干参称为生晒参，也称白参，若鲜参用沸水烫后扎孔，灌糖汁干燥制成则称为糖参，而红参则是由鲜人参经过浸润、清洗、分选、蒸制、晾晒、烘干炮制而成，如果将红参经过反复高温加热，经"九蒸九制"方法炮制者称为黑参。而紫红参是近年我国生产加工的一种人参炮制品，一种炮制方法是低温发酵，另一种是将人参或红参反复蒸制烘干而成。按人参部位的不同，又有人参叶、人参须、人参芦、人参子等名称，功能则与人参是有区别的。

中国人参和美国人参为同科同属而不同种的植物，其形态特征基本相似，但在药性功能上有较大差异。不同加工炮制的人参，不仅名称不同，其功效和临床适应证也是不同的。更有名称上带有"人参"的，如白肌人参（东洋参）、竹节人参、土人参等，皆不属于人参，需要区分开来。

九、服用人参的宜忌是什么？

人参是大自然赐给人类的神奇植物，是驰名中外的珍贵药物，在我国有数千年的应用历史。由于人参的神奇功效和古人对其敬仰的态度，在民间百姓中一直有着独特的地位，对人参总是怀着一种别样的情怀。然而，人参不是"万灵药物"，也不是"万能补品"，因为在广泛应用人参防治疾病和养生保健的同时，也发现了人参不少的毒副作用。服用人参的时候，有必要了解什么情况下可以服用，什么情况下又不适宜服用。

人参之所以被人们所推崇，因为人参的确有非凡的药效。据《神农本草经》记载人参的功效为："补五脏、定魂魄、止惊悸、除邪气、明目、开心、益智"。现代药理研究也发现，人参含有人参皂苷、人参多糖、黄酮、氨基酸、维生素、酶类物等多种活性成分，具有提高机体应激状态、能兴奋垂体性腺系统、抗心肌缺血缺氧、抗休克、抗肿瘤等作用，能够调节中枢神经兴奋和抑制过程的平衡，对血压、血糖有双向调节作用，能够提高机体免疫，人参对中枢神经系统、心血管系统、消化系统、内分泌系统以及生殖系统的疾病都有较好的治疗作用。

尽管人参救人无数，但盲目服用也是不可取的，因为滥用人参对身体无益，反而有害。如《本草集要》指出："盖人参入乎太阴，能补火，故肺受火邪者忌之。若误服参芪甘温之剂则病日增，服之过多则死不可治"。《医学源流论》亦告诫："虽甘草、人参，误用致害，皆毒药之类也"。因此，对于一切实证、肺热痰盛、湿热壅盛的患者如感冒发热、腹胀腹痛、面红目赤、疔疮火毒者，不可妄用。人参不能长期大剂量服用，否则有可能出现口舌生疮、鼻出血、胸闷、厌食、头晕、心悸、失眠等所谓的"人参综合征"。人参还不能与五灵脂、莱菔子、藜芦一起服用，有可能产生拮抗副反应。由于鲜人参中含有多苷素和挥发油中的参麻素对人体有一定的毒性，因此不可生食鲜人参。对于儿童切勿滥用人参，否则有可能促使小儿性早熟、兴奋、激动、烦躁不安、容易激怒等风险。

从上可知，人参并不是人人都可以随意服用的，必须根据自身的情况和病情需要来正确服用。

十、灵芝人人可以服用吗？

自古以来灵芝被国人誉为"仙草"，认为灵芝具有长生不老、起死回生的功效。在诗歌中灵芝是圣洁、美好的象征，咏芝名作在我国古代文学作品中占有重要地位，其中尤为推崇灵芝的要数三国的曹植了，流传下来了他书写的不少赞美灵芝的诗篇，如脍炙人口的燕乐曲《灵芝篇》："灵芝生王地，朱草被骆滨，荣华相晃耀，光彩晔若神。"现今，灵芝已成为名副其实的食药兼用菌，尽管价格昂贵，人们还是竞相购买，恣意服用，有愈演愈烈之势。灵芝是人人都可以服用的吗？每个人都有服用灵芝的必要吗？

灵芝作为拥有数千年药用历史的中国传统珍贵药材，《神农本草经》和《本草纲目》都对其作了较详细的记载，并将灵芝分为青芝、赤芝、黄芝、白芝、黑芝、紫芝等种类，各自记录了不同种类灵芝的外形特征和药效功能。《中国药典》指出："灵芝，性味甘，平，归心、肺、肝、肾经，功能主治：补气安神，止咳平喘，用于眩晕不眠，心悸气短，虚劳咳喘"。灵芝的确具备很高的药用价值，经过现代药理学研究证实，灵芝对于增强人体免疫力，保肝护肝，促进睡眠，调节血糖，控制血压，消炎杀菌等方面均具有显著疗效。由于灵芝非凡的功效，引起了国际药学界的重视并进行了研究与开发，2000年美国出版的《美国草药药典和治疗概要》也把灵芝收录其中。

中医认为药物都是用来治病防病的，是其证方可用其药，滋补药也是药，具有"治病"与"致病"的双重性，好端端喝药进补则无异于无事生非，对人体会造成阴阳偏差，因此，对于没有病症的，都没有必要服用药材，包括灵芝这类珍贵的中药，尤其是老人、小孩和孕妇，更加需要慎重，不能轻易服用。

十一、吃鹿茸可以壮阳吗？

随着社会的高度发展，人民生活水平的提高，老龄人口的增多，服用滋补药品强身防病的人也是越来越多，对于男性来说，尤为青睐鹿茸，大多认为服用鹿茸可以改善身体各项机能，尤其是能够提高性生活质量，那么，鹿茸可以壮阳吗？

壮阳，民间老百姓泛指的是温补肾阳治疗阳痿。"阳痿"现称为"勃起功能障碍 ED"，这是由美国国立卫生院于1992年决定的。ED 的定义是指过去三个月中，阴茎持续不能达到和维持足够的勃起以进行满意的性生活（性交）。尽管这不是一种危及生命的疾病，但与患者的生活质量、性伴侣关系、家庭稳定密切相关，也是许多躯体疾病的早期预警信号。现代普遍认为其发生不仅关乎年龄，还受到心血管疾病、糖尿病及高脂血症等躯体疾病，以及性伴侣关系、家居状况等心理和环境因素的影响，而且与不良生活习惯、药物、手术、种族、文化、宗教和社会经济因素等有关。因而根据引起的病因将 ED 分为精神心理性 ED、器质性 ED 与混合性 ED。中医认为，引起性功能减退的病因很多，除了肾阳不足、肾阴亏损、心脾两虚的虚证，肝气郁结、瘀血阻滞、湿热下注、寒凝肝脉等实证也很常见。由此可见，治疗 ED 未必都需要补肾。而作为名贵药材的鹿茸，是鹿科动物梅花鹿或马鹿的雄鹿未骨化密生茸毛的幼角，中医认为鹿茸味甘、咸、性温，归经属肾、肝经，具有壮肾阳、益精血、强筋骨、调冲任以及托疮毒的功能，主治肾阳不足之症，而阴虚阳盛者则忌用，若骤用大量，有阳升风动、伤阴动血之虑，因此，鹿茸不是所有的 ED 都能够服用的。

中医认为改善性机能应该从饮食、药物、针灸、按摩、运动等多方面着手，可以通过适当运动、增强自信心，戒除烟酒、均衡营养，练习八段锦、五禽戏等保健功法来整体提高人体机能。阳者，生人生物之根本，天地造化之机，得之保之，可以生发而无疆，而"若不内填精血，固注元阳，求其至理而充之，误取外治辛热强阳之法，益竭其内，尤非保生良法"，谆谆之言实为养生之道的真知灼见。

十二、可以长期服用何首乌吗？

李时珍《本草纲目》云："何首乌，据古医籍记载，其名有五：一野苗、二交藤、三夜合、四地精、五何首乌"。因其藤茎有自动相互交合的神奇现象，加上何首乌具有补肝肾、益精血、乌须发、强筋骨的功效，被誉为古代"仙药"之一，民间认为长期服用可以延年益寿。何首乌能够长期服用吗？

历代本草对何首乌赞誉有加，《本草备要》云："补肝肾，涩精，养血祛风，为滋补良药。"《开宝本草》云："益气血，黑髭鬓，悦颜色，久服长筋骨，益精髓，延年不老。"中医认为何首乌生用与炮制使用的功效有区别。生首乌甘、苦、性平，归心、肝、大肠经，能解毒消痈、润肠通便，用于治疗瘰疬疮痈、风疹瘙痒、肠燥便秘；制首乌则甘、涩、微温，归肝、肾经，功能补肝肾、益精血、乌须发、强筋骨，用于血虚萎黄、眩晕耳鸣、须发早白、腰膝酸软、肢体麻木、崩漏带下、久疟体虚等。现代药理研究发现何首乌含淀粉、卵磷脂、粗脂肪、酚类化合物、蒽醌类化合物等成分，具有抗衰老、提高免疫力、降血脂、抗动脉粥样硬化、抗炎、抗菌、抗癌、抗诱变等药理作用，生用和大剂量使用何首乌则可以发生肝毒性，如出现皮肤、巩膜黄染、小便发黄、厌油、食欲减退、全身乏力等肝功能损伤的表现，因此不宜长期超量服用，应避免与肝毒性药物同时使用，尤其是本身患有肝脏疾病者，更加不宜服用。

十三、大黄为何称将军？

大黄为中医临床常用药物之一，其来源较为复杂，其正品为蓼科植物掌叶大黄、唐古特大黄及药用大黄的根及根茎，前两者习称"北大黄"，后者习称"南大黄"。《说文解字》注释："将，帅也"，将军是军队最高统帅，而在中药宝库的泱泱本草之中，把大黄称为将军，这是何缘故？

我国最早记载大黄的文献是《神农本草经》，被列为下品，书中记载大黄："破症瘕积聚，留饮宿食，荡涤肠胃，推陈致新，通利水谷，调中化食，安和五脏"，陶弘景在《本草经集注》进一步阐述："将军之号，当取其骏快也。"将军之意，性峻猛而长驱直下，大黄之为将军，既是泻下通便之良药，又为推陈致新之上品，"将军"之名，应在于其具有祛邪止暴、拨乱反正之功。大黄是炮制规格最多的中药饮片之一，有生大黄、酒大黄、醋大黄、大黄炭、熟大黄和清宁片等。生大黄多用于攻积导滞、泻火解毒，泻下峻猛，易伤胃气；酒制后既可缓和其苦寒之性及泻下作用，免伤脾胃，又可以增强活血化瘀作用，引药上行，清上中焦之火；醋制后可缓和泻下作用，使活血化瘀作用缓和而持久；制炭后几乎无泻下之力，仅能起到收敛、止血、生肌的作用；熟大黄则泻下作用较弱，但能增强活血化瘀、泻火解毒之功；而清宁片功效泻下作用缓和，具缓泻而不伤气、逐瘀而不败正之功，适用于年老、体弱、久病患者。现代实验研究也证实和发现大黄具有泻下、抗菌、止血、利胆、抗肿瘤等药理作用，蒽酮类成分是大黄泻下的主要成分，能够刺激肠壁，使肠壁的活动性增强，增加大肠的张力，促进大肠的蠕动性，减少水分的吸收，从而产生泻下作用；大黄中含有大黄素、芦荟大黄素、大黄酸，是大黄抗菌的主要成分，对金黄色葡萄球菌、链球菌及痢疾杆菌、炭疽杆菌均具有较好的抑制作用；大黄中含有大黄酚，具有抑制血管收缩、促进血液凝固的作用，大黄能够降低毛细血管的通透性，增加血小板数和纤维蛋白原的含量，促进血小板的黏附和聚集功能，促进血液凝固，从而达到止血作用；大黄能够促进胆汁分泌，同时也能够促进胰消化液分泌，具有利胆、利尿、排石、促进消化、降低血清胆固醇的作用；大黄中含有的大黄素以及大黄酸对癌细胞具有抑制作用，研究发现大黄能够抑制小鼠黑色素瘤、乳腺瘤和胰腺癌及舌癌等。

中医强调"用药如用兵"，把大黄冠以"将军"之名号，因大黄作用非凡，功效峻猛，由此也可见一斑。

十四、哪里的陈皮最好？

陈皮始载于《神农本草经》，原名"橘柚"，又名"橘皮"，为芸香科植物橘的栽培变种植物。由于橘的产区很广，沿长江流域以南几乎都盛产柑橘，变种甚多，形状、颜色也有所不同。晋《名医别录》曰："橘柚生江南及山南峪"，宋《本草图经》云："今江浙、荆襄、湖岭皆有之"，明《本草品汇精要》云："道地广东"。陈仁山《药物出产辨》曰："产广东，新会为最"。为何古人把橘皮唤作陈皮，认为新会产的最好呢？

自南宋陶弘景首次提出橘皮"须陈久者为良"以来，历代医药家皆以陈久者为良品，《雷公炮炙论》云："其橘皮，年深者最妙"，王好古曰"橘皮以色红日久为佳，故曰，红皮、陈皮"，李时珍云"他药贵新，唯此（陈皮）贵陈"。至于陈皮需陈放日久的具体原因，李士材提出"收藏又复陈久，则多历梅夏而烈气全消，温中而无燥热之患，行气而无峻削之虞"。汪昂曰："产广中陈久者良，故名陈皮，陈则烈气消，无燥散之患"，吴仪络亦说："陈则烈气消，无燥散之患，故曰陈皮"，由此可见，橘皮陈放日久的原因，就是为了减缓其辛烈之性，使药性较纯且药效更好，故选用陈久之品，因而后人直接将橘皮称为陈皮。陈皮受到古今医家偏爱不是它的药源充足、价钱便宜，而是它的药性较为平和且效用广。明代李时珍云："同补药则补，同泻药则泻，同升药则升，同降药则降。脾乃原气之母，肺乃摄气之签，故橘皮为二经气分之药，但随所配而补泻升降也。"这是古今陈皮用途广、用量大的主要原因。

陈皮虽是一种常用中药，但以往要求其品质是非常讲究的。根据品种、产地、颜色、薄厚的不同，其品质有优劣之分，而且药材采收期不同，其所含成分的种类以及数量都可能会发生一定的变化，从而使其药材品质和临床使用效果发生改变。一般而言，药材分为"陈皮"和"广陈皮"，广陈皮和陈皮均有理气健脾、燥湿化痰之功效，从历代医家药用经验上认为广陈皮品质为优，以广东新会道地药材质量最佳，与当地的气候和生长环境、采摘的时间、加工贮藏的方法都是有关联的。现代药理研究发现，陈皮含有橙皮苷、多糖、挥发油、黄酮类、维生素 B、维生素 C、微量元素等多种化学成分，而产地不同，所含的这些化学成分也是各有千秋。尽管如此，新会的陈皮品质是最好的，其地位不容置疑，而且外表面紫红色或深红色，有皱纹，稍粗糙，有密集大而深陷的凹形油室的"大棕眼"，内表面白色，略呈海绵状，附有少量黄白色筋络状的橘络，质地柔软且油润，手握之可摒拢一起，撒手后可自然逐渐伸开，且气香浓郁，味微甘、辛而不苦，则为陈皮中之珍品。

十五、为何乌头会中毒？

医院的急诊科几乎每年都会遇到数例乌头中毒的患者，大多数是主动进食者，要么是饮用了自制的含有乌头的药酒，要么是长期服用含有乌头配方的中草药，甚至有的家长给小孩喂服"乌头炖鸡"，造成乌头中毒的事件频频发生。为何老百姓爱服用乌头？乌头服用不当为何会中毒呢？

乌头是常用的中药材，为毛茛科植物，母根叫乌头，侧根叫附子，一般回阳救逆习用附子，散寒止痛主用乌头。由于是在自然界一阳初生之际的冬至栽种，到一阴初生之际的夏至后采挖，乌头的生长过程是在春生夏长自然界阳气最显露旺盛的阶段，因而孕存的阳气丰厚而饱满，具有回阳救逆、补火助阳，散寒止痛之功，被誉为扶阳第一要药，这也是老百姓钟爱服用乌头的原因。有的地区甚至将附子做成药膳服用。例如，附子炖火腿、附子炖鸡就是四川、云南等地冬季进补的药膳。但是，乌头、附子毕竟是药物，而且属于有毒性的药物，使用不当则可以导致中毒。

中医历来声明乌头属于有毒之品，如《东医宝鉴》所言："性大热，味辛甘，有大毒"。必须经过加工炮制才能应用，倘若用量过大，煎煮时间过短，个体敏感性强，炮制不当等皆有可能导致中毒的发生，需要严格控制使用剂量和疗程。为了降低附子的毒性，自古以来炮制的方法繁多，根据不同的方法加工炮制的附子名称也各异，如常用的有炮附片、白附片、黄附片、黑附片等。现代发现附子的有毒成分主要是乌头碱，服用3～4mg乌头碱即可导致死亡，其毒性主要是对消化道黏膜的刺激、心脏及神经系统毒性，表现为接触部位的刺痛及烧灼感、心律失常、血压下降、体温降低、呼吸抑制、肌肉麻痹和中枢神经功能紊乱等。口服中毒的特点是起病急骤，容易出现复杂型心律失常及惊厥。如果服用过乌头、附子后，出现口舌四肢发麻、头晕眼花、心悸胸闷、呼吸困难的情况，就有可能是发生中毒了。

十六、药酒能喝吗？

酒与医素有不解之缘，繁体"醫"从"酉"，酉即酒的部首，有"医源于酒""药酒同源"之说法。马王堆汉墓出土的帛书《五十二病方》记载了治疗疾病的药酒方达40余首，开创了应用药酒疗疾的先河。成书于战国时期的《黄帝内经》有专门论述用药之道的"汤液醪醴论篇"，所谓"醪醴"指的就是药酒，显然祖先对药酒的临床应用历史已经有数千年之久。

药酒是取酒和中药材之长，用于保健或者治疗某种疾病的饮品。药酒是中医学中一种古老而独特的疗法，由于其服用简单、易于吸收、奏效迅速、便于贮藏等特点，受到医生与病患的青睐。自古以来民间有饮用药酒预防季节性疾病的习俗，如元旦除夕饮屠苏酒、端午节饮雄黄酒、饮艾叶酒、重阳节饮茱萸酒等，这些风俗目前仍在一些地区流传。

我国历代医家在长期的医疗实践中，认识到酒是用谷物和曲所酿成的流质，为水谷之精，熟谷之液，故其味有甘有辛，有苦有淡，其性温热，其气慓悍，具有温通血脉、鼓舞阳气、宣散药力、祛风散寒等作用。现代医学研究也证实了，酒具有扩张血管、刺激胃液分泌、增加胃酸等药理作用，而且小剂量可减少疲劳增加肌肉做功，大剂量则抑制中枢神经系统兴奋。酒从单一的饮用到应用于医疗领域，从单纯的辅助药引到现在的药酒发展，可以说酒与药的结合发生了质的飞跃。先贤创制的许多行之有效的药酒仍沿用至今，耳熟能详的滋补类药酒如八珍酒、十全大补酒、人参酒等，活血化瘀类药酒有国公酒、冯了性酒等，舒筋活络祛湿类药酒有风湿药酒、五加皮酒、木瓜酒、三蛇酒等，壮阳类药酒有多鞭壮阳酒、回春酒、青松龄酒、参茸酒等不胜枚举。可以说，药酒已经在治疗、预防、保健及养生等各个方面都有广泛的应用。

　　既然药酒的功效有所不同，饮用药酒无论是用于治病还是用于健身，都是有针对性的，需要详细了解各种药酒的功效，应根据个人的体质和身体状况来选择。对于特殊人群更要谨慎饮用，甚至是禁用，比如没有发育成熟的儿童，女性在妊娠期、哺乳期、行经期皆不适合饮用；罹患感冒、发热、各种炎症等，均应停止饮用；有出血性疾病、皮肤病、消化性溃疡、肝炎、肝硬化、肺结核、心脏病、肾功能不全、癫痫、精神病、各种癌病患者以及对酒精过敏者等更要禁饮。

　　李时珍《本草纲目》所言："面曲之酒，少饮则和血行气，壮神御寒，消愁遣兴。痛饮则伤神耗血，损胃亡精，生痰动火。若夫沉缅无度，醉以为常者，轻则致疾败行，甚则丧邦亡家而陨躯命，其害可胜言哉。"是对饮酒的最好告诫。药酒既是酒，也是药，有酒性，也有药效，必须因人而异，切不可乱饮滥用，药酒是否能够饮用，最好在医生的指导下正确服用。

十七、藿香正气水，小孩能喝吗？

藿香正气水是家喻户晓的一味中成药，其处方药味来源于《太平惠民和剂局方》的藿香正气散，在我国沿用了几百年，具有解表和中、理气化湿的功效，主治外感风寒，内伤湿滞证，由于能够迅速缓解腹痛腹泻、轻度中暑的症状，老百姓习惯作为家中必备的药物，已经有多种剂型如酊剂、丸剂、散剂、口服液、软胶囊、滴丸等剂型面世。目前，有报道称因服用藿香正气水发生生命危险的事件，而且小孩禁止服用的说法，那么，到底小孩能喝吗？

藿香正气散的药味为藿香、茯苓、大腹皮、紫苏叶、白芷、橘皮、桔梗、白术、厚朴（姜制）、法半夏、甘草等，而藿香正气水的药味为苍术、陈皮、厚朴（姜制）、白芷、茯苓、大腹皮、生半夏、甘草浸膏、广藿香油、紫苏叶油，辅料为乙醇，也就是说藿香正气水含有乙醇，属于酊剂，既然含有酒精，不仅小孩不能服用藿香正气水，对于酒精过敏的成人也不适宜。

现代医学研究显示，藿香正气散能够镇痛，调节菌群，使胃肠蠕动受抑，缓解肠痉挛，增强细胞免疫功能，促使受损肠段的修复，从而改善胃肠道的功能。可用于外感风寒、内伤湿滞或夏伤暑湿所致的感冒，缓解头痛昏重、胸膈痞闷、脘腹胀痛、呕吐泄泻等症状。如果出现了这些情况，不管老人还是小孩，都可以服用。婴幼儿可以选择藿香正气口服液（不含乙醇），较大的儿童和老人可以选择藿香正气丸或胶囊制剂，这些都不含乙醇。

只要正确选择合适的剂型，对症合理应用，藿香正气散是非常安全的。

十八、安宫牛黄丸可以当补药吃吗？

经常有人询问"安宫牛黄丸是补药吗"，作为中医温病"急救三宝"之一的安宫牛黄丸，竟被一些人当作养生保健品，现今老百姓已经把它当补药开吃了。那么，安宫牛黄丸是补药吗？能够经常服用吗？

安宫牛黄丸是中医急救药，具有清热解毒、镇惊开窍的功效，对于高热神昏的患者效果确实不错，但也是凉性很大的药物，其组方成分包括牛黄、郁金、犀角、黄芩、黄连、雄黄、栀子、朱砂、冰片、麝香和珍珠等，其中的黄连、黄芩、栀子都是苦寒清热的药物，易伤脾胃，对于身体机能退化，特别是脾胃虚寒的老人不宜服用；组方中含有麝香，可致孕妇流产，有身孕者也需忌服；因其配方还含有雄黄、朱砂等有毒的矿物质，若不遵医嘱，擅自作为养生补品长期过量服用，可产生汞、砷的蓄积性慢性中毒，引起肝肾的毒性，对人体的危害很大。

安宫牛黄丸不是"万能丹"，也非日常可随便服用的养生保健"补品"，应该作为处方药来进行严格管理，老百姓不能随意购买服用。

十九、怎样合理使用中成药？

中成药是在中医药理论的指导下，以中药饮片为原料，按规定的处方和标准制成具有一定规格的剂型，可直接用于防治疾病的制剂。因其使用方便、易于携带保存、副作用较小、疗效稳定，受到临床医师及广大患者的欢迎和重视。目前我国现有中成药8000余种，应用日益普及，使用范围涉及内、外、妇、儿、骨伤、皮肤、五官等科。随着我国中药制药企业的发展，中成药的品种越来越多，各式各样的药店层出不穷，老百姓购买药物非常方便，但引起的不良事件也越来越常见，因此，重申合理使用中成药是非常有必要的。如何合理使用中成药，应遵循下列四条原则：

1. 不随意用　每种中成药都有适应证范围，因此需要根据病情病症，准确选择使用。一是需要辨证用药，即依据中医理论，辨认、分析疾病的证候，针对证候确定具体治法，依据治法，选定适宜的中成药，是中成药应用的主要原则。传统品种中成药的药物说明书，以中医辨证用药作为适应证的居多。二是需要辨病用药，即针对中医的疾病，或西医诊断明确的疾病，根据疾病特点，选用相应中成药。如部分临床应用中成药品种的药品说明书是以西医疾病（或某状态）来制定药品适应证的，对于此类中成药，可以依据西医疾病（病理状态）来用药。三是辨病辨证结合用药，即将中医辨证与辨病相结合、西医辨病与中医辨证相结合，选用相应的中成药。目前上市的中成药有不少品种在西医病名的基础上增加了中医证候适应证，对此类药物可按此原则选药。

2. 不超量用　中成药一般都有明确的剂量范围，应按照规定的剂量和疗程使用，严禁超剂量使用。有剂量范围的中成药，老年人和小孩的剂量应取偏小值。尤其是对于含毒性药材的中成药，不能长期服用。而且对于中成药剂型的选择，应根据患者的体质强弱，病情轻重缓急及各种剂型的特点，也应加以区别，合理选择使用。

3. 不滥用补药　有的人认为经常服用六味地黄丸、参桂鹿茸丸能够强壮身体，则自行购买服用，自服六味地黄丸则出现了腹胀腹泻，自服参桂鹿茸丸则出现了鼻衄，这是因为与体质和病症不符合。当今有人甚至将安宫牛黄丸也当成补药来服用，还喂给小孩服用，更是不可取的。

4. 不乱混用　多种中成药的联合应用，应遵循药效互补原则及增效减毒原则，功能相同或基本相同的中成药原则上不宜叠加使用。药性峻烈的或含毒性成分的药物应避免重复使用。合并用药时，注意中成药的各药味、各成分间的配伍禁忌。千万不要病急了胡乱买多种药，一顿乱吃，否则旧的病症未缓解又出现了新的病症，增加身体的痛苦和毒副作用。

中成药的使用，需要严格按照药品说明书规定的功能主治使用，辨证施药，禁止超功能主治用药，做到合理使用中成药。

第三章 禁忌

一、何谓禁口?

所谓"禁口",也称忌口、忌嘴、食忌、食禁等,指的是禁忌吃对身体健康、疾病痊愈不利,影响药物疗效的食物的一种行为,中医界和国内老百姓几乎是人人皆知,家喻户晓。

"禁口"的理念由来已久,源远流长,中医认为食物与药物同理,皆有"寒、热、温、凉、平"与"辛、甘、酸、苦、咸"性味的不同,因而同样对人体的营养、保健和治疗的功能有所差异,历代医家皆非常重视,观点也是旗帜鲜明。一是"因时论禁",季节的变换会给人体带来不同程度的影响,依据中医"天人合一"理论,则应按照季节的变化来适当选择饮食,《内经》提出:"春三月,此为发陈,宜食甘忌酸……夏三月,此为蕃秀,宜食酸忌甘……秋三月,此为容平,宜食苦忌辛……冬三月,此为闭藏,宜食辛忌咸……"。二是"因病论禁",对于与疾病不相适宜的饮食更需要注意,《灵枢·五味论》曰:"肝病禁辛,心病禁咸,脾病禁酸,肾病禁甘,肺病禁苦";张仲景曰"所食之味,有与病相宜,有与身为害,若得宜则宜体,害则成疾,以此致危",尤为重视饮食禁口对疾病的预后影响,提出"忌口如常法。"对于服用汤药后的禁口更是非常具体,如服用桂枝汤后宜:"禁生冷、粘滑、肉面、五辛、酒酪、臭恶等物。"三是"因药论禁",要注意食性与药性之间的禁忌,不要服用与所服药物的性味功效相反的食物,避免食用一些会降低药物疗效的食物。例如,在用化湿的中药时,如甜羹、糯米等甜、粘、油腻食物则不宜,用人参等补气药物时不宜吃萝卜,因有

中医问答

消食下气作用的萝卜可影响人参的功效。四是"因地论禁"，地域环境对人体健康有非常重要的影响，不同地域的人由于环境与饮食习惯不同，可能会诱发相关的疾病，《黄帝内经素问·异法方宜论》早已指出，东方为"鱼盐之地，海滨傍水，"其民"食鱼而嗜咸"，多发痈疡；南边，其地下，水土弱，雾露之所聚，其民"嗜酸而食腐"，易发挛痹；西域，陵居而多风，水土刚强，其民"华食而脂肥"，易发内风；北地，"地高陵居，风寒冰冽，"民多乳食，多"脏寒生满病"；中土，地平以湿，生万物众，其民"食杂而不劳，"易发痿痹、厥逆。虽然当时的情况已与现在有所差异，但是指出的观点，对减少地方性疾病，为后人在饮食上就当地的多发疾病的防治，制定相应的补充和调整方案也是值得借鉴的。

不仅中医重视禁口，现代医学亦开始注意起来了。例如，耳熟能详的痛风患者忌服高嘌呤食物，糖尿病患者忌碳水化合物含量高的甜食，高脂血症、冠心病忌食高胆固醇饮食，肾炎、肝硬化腹水等水肿者忌盐等。"禁口"之说，提醒大家，因时、因地、因人、因病、因证、因药物的不同，都有一些不宜多吃或禁止食用的食物，要注意方方面面的关系，结合食物的性、味全面加以考虑。

二、什么是发物？

"发物"一说，在民间流传盛广，是老百姓口里经常说到的名词，也是西医与中医有异议之处的东西。大多数西医认为世间没有所谓的"发物"，然而当他们看到有的患者因为进食了某些饮食引起了病情的反复甚至加重，感到百思不得其解。那么，世间到底有没有"发物"，老百姓口里的"发物"又是指的什么呢？

中医认为人的生命健康需要饮食营养，每种食物都有不同的性味，而每个人的体质又有所不同，因而饮食对不同个体的影响是有差异的。古代文献早就有饮食对疾病影响的相关记载，如《金匮要略》言："所食之味，有与病相宜，有与身为害，若得宜则补体，害则成疾。"《本草纲目》曰："羊肉大热，热病及天行病，疟疾后，食之必发热致危"，《随息居饮食谱》谈及："鹅，'动风发疮'，鸡'多食生热、动风'，胡椒'动火'，黑大豆'性滞壅气'，荞麦'发痼疾'"。人们在生活中也有过进食某些饮食促发疾病的体验，将这些有可能引发疾病或者使疾病加重而影响治疗的这类食物，统称为"发物"。根据食物的不同性味可归纳为动火、动风、动血、积冷发物和助湿发物。常见的动火发物有：酒、葱、姜、椒、蒜、韭、芥、羊肉、狗肉及卤制食品、煎炒、油炸之物；动风发物有：海鲜、鱼、虾、蟹、贝、猪头肉、鸡肉、鹅肉、牛乳、鸡蛋、茄子、椿芽等；动血发物有：茨菇、胡椒、羊肉、狗肉、菠菜、烧酒等；积冷发物有：冬瓜、四季豆、冬苋菜、苋菜、莴笋、柿子、西瓜、梨、柿等；助湿发物有：饴糖、大枣、醪糟、糯米、面食、肥肉及甘甜滋腻诸物等。由于动火发物多具辛热燥烈之性，能助热动火、伤津劫液，故素体热盛，阴虚火旺，诸热所致病症不宜食用。例如，急性发热性疾病：化脓性扁桃体炎、肺炎、胆囊炎、泌尿系统感染、皮肤感染等；动风发物多具升发、散气、火热之性，能使人阳气升散发越，内风亢奋，邪毒走窜，对于荨麻疹、丹毒、湿疹、疮痈疔疖、中风、头晕目眩、惊风、痹证等不宜食用；动血发物多具活血散血、作用峻烈之性，能动血伤络，迫血外溢，各种出血性疾病，功能性子宫出血、痔疮、月经过多、吐血、咯血、流鼻血、皮下出血、尿血等病症均需忌食；而积冷发物则具寒凉滑利之性，能伤阳生寒，影响脏腑运化，素体阳虚，阴寒内盛者，慢性腹泻、遇冷则发的疼痛、痛经等不宜食用；助湿发物大多具有粘滞、甘腻之性，能阻脾、助湿、恋邪，痛风性关节炎、肝炎、胆囊炎、阴道炎、胃溃疡等不宜。随着时代的进步，现代医学也发现食物中的天冬酰胺能促进癌细胞的扩散，原发肿瘤中的天冬酰胺合成酶（用于制造天冬酰胺的酶细胞）的出现与晚期癌症扩散密切相关。实验研究成果显示，当减少天冬酰胺合成酶、限制化疗药物 L- 天冬酰胺酶的应用或者饮食限制，三阴性乳腺癌的癌细胞转移受到了极大的限制，若给实验小鼠喂食富含天冬酰胺的食物时，其身上的癌细胞会扩散的更快。富含天冬酰胺的食物主要有：乳制品、乳清、牛肉、家禽、鸡蛋、鱼、海鲜、芦笋、土豆、豆类等。这也进一步佐证了中医所讲的发物的科学性。

综上所述，发物是个相对的概念，对健康疾病是否有影响，与个体体质差异、所患疾病以及疾病所处的不同时期密切相关，值得在饮食养生和饮食治疗中重视"发物"这个概念。

三、为何患病需要忌口？

很多患者来就诊的时候都会问这样的问题"我有什么要禁口的吗？"其实患者的意思，一是担心所患的病需要禁口；二是担心在服用药物期间要禁口。一般而言，中医在给患者开方后，往往会交代饮食需要注意的问题。

古代医家非常重视饮食与疾病和药物的宜忌，在中医书籍中有关忌口的记载很多。有些饮食可以影响中药的疗效或可产生拮抗毒副作用，则需要忌口。如张仲景在桂枝汤方后特意加注指出："禁生冷、粘滑、肉面、五辛、酒酪、臭恶等物。"《本草纲目》中则有地黄、何首乌忌萝卜，甘草、黄连、桔梗、乌梅忌猪肉、菘菜、海带，半夏忌羊肉，商陆忌犬肉，龙骨忌鲤鱼，常山忌生葱，土茯苓忌茶，丹参忌醋，薄荷忌鳖肉，鳖甲忌苋菜等记载。再如《金匮要略》有"猪肉与生胡荽同食，烂人脐"，"鸡不可合葫蒜食之，滞气"，"龟、鳖肉不可合苋菜食之"，"生葱不可共蜜食之，杀人"，"枣合生葱食之，令人病"，"生葱和雄鸡、雉、白犬肉食之，令人七窍经年流血"等记载。还有与疾病不适宜的饮食，同样需要忌口。如《灵枢·五味篇》概括性地指出肝病禁辛，心病禁咸，脾病禁酸，肾病禁甘，肺病禁苦。目前，有些疾病的特殊禁忌，已为医界所熟知。如水肿忌盐，消渴忌糖，黄疸忌油腻，胃病泛酸者忌醋和梅子等酸物，疮痈忌猪头、鹅肉、老酒，盗汗忌姜、酒、大蒜，外感热病忌辛热腻厚之物，腹泻忌生冷瓜果等，均属此类。

食物的性味和药物的性味，就治病来说，作用是相同的。寒凉的食物，如百合、绿豆、燕窝、白木耳、西瓜等，对于脾胃虚寒而正在服用干姜、吴茱萸等温热药时，就应忌食；而温热的食物，如羊肉、狗肉、胡桃肉、辣椒、生姜等，对外感发烧而正服用石膏、知母等寒凉药时，就应禁食。如若在治病期间进食性味相反的食物，则有可能降低药物的疗效，或加重原来的疾病。在疾病康复的过程中，倘若饮食不注意，还有可能造成病情反复。如《素问·热论》曰"热病少愈，食肉则复，多食则遗，此其禁也"。《临证指南医案》："自来热病，最怕食复劳复，举世共闻，非臆说也"，"乱进食物，便是助热，唯清淡之味，与病不悖"。清末民初的名医何廉臣认为，热病新愈时，一定要重视禁口，如对此不加注意，诸食都能引起食复，但犯酒最剧，因为"酒味辛性热，助其余邪热毒故也"。比如肺炎、感冒发烧，如果饮酒，或大量进食肉类，特别是鸡肉等，就容易引起反复发热。

还有两种极端需要避免。一是忌口过严，甚至连水都忌。

曾有一痛风患者，怕痛风发作，于是基本戒除一切肉类，以蔬菜、米面为基本食物，后出现明显消瘦、贫血，随后中医师提示饮食仍需均衡，不能仅以素菜为食，后经过调整，营养状态基本恢复，痛风也无明显发作。二是不管病情实际，缺乏饮食的常识，对禁口不以为意，实是另一个极端。曾有一胃结石患者，究其病因，乃是喜欢空腹吃柿子，其实老祖宗早就说了，不能空腹吃柿子，就是对老祖宗的禁口不以为意地一个典型例子。

因此，如果看中医和服用中药时，务必遵照医生的嘱咐，饮食禁口注意得好，有利于疾病的早日康复。

四、肺风粉刺怎样忌口？

肺风粉刺，病名叫"痤疮"，俗称"粉刺"，由于是青春期常见，大多长在颜面部位，又戏称"青春美丽痘"。表现为皮肤炎症性丘疹或脓疱、结节等损害，甚至形成凹陷或增生型斑痕，严重影响容貌，对心理有一定的不良影响，是青少年普遍的烦恼。现代医学认为痤疮是一种毛囊皮脂腺的慢性炎症，与皮脂分泌、毛囊管角化和毛囊内微生物以及内分泌异常密切相关。中医认为痤疮与肺经有热、脾胃湿热、心火炽盛有关，而饮食失宜，多为本病发生与反复难愈的主要原因。

《素问·生气通天论》云："高粱之变，足生大丁。"王冰注："高，膏也。梁，粱也。"明·张介宾《类经·十三卷·疾病类五》云："高粱，即膏粱，肥甘也。"意思是，高粱，通膏粱，指肥甘厚味的食物。高，通膏，脂肪类食物。梁，通粱，精美的粮食。"肥甘"在圣经中是指动物的脂肪、肥油。在肉食匮乏的古代，动物脂肪及内脏上的油脂都是最好的食物，通常用来敬拜神灵、招待贵客。《素问·通评虚实论》：

"消瘅、仆击、偏枯……肥贵人，则膏粱之疾也。"《素问·奇病论》："此肥美之所发也。此人必数食甘美而多肥也，肥者令人内热，甘者令人中满……转为消渴。"可见，肥甘厚味之品使人产生内热，影响脾胃功能，过食肥甘厚味可导致许多疾病的发生。同样，罹患痤疮，也应该远离肥甘厚味的食物。

所谓肥甘厚味，一般指的是非常油腻、甜腻的精细食物或者味道浓厚的食物。如动物油、植物油、烧烤、白糖、冰糖、红糖、巧克力、冰淇淋等。因为这类食物脂肪和糖的含量都很高，易使皮脂腺分泌增加，可诱发和加重痤疮。凡是能使得皮脂腺分泌过多的食物都需要避免进食，如海鳗、海虾、海蟹、带鱼等腥发之物，辣椒、葱、蒜、辛香、麻辣、鲜咸的调料等辛辣刺激性食物，如芒果、荔枝、榴莲、砂糖桔、南瓜、龙眼、橙等容易滋生湿热的这些蔬果，进食后也可使皮脂腺分泌增加，容易诱发或加重痤疮。

饮食是人赖以生存的物质条件，但如果不合理搭配，偏食或过食膏粱厚味，不仅诱发和加重痤疮，而且可使百病丛生，不可不慎。

五、泄泻有哪些饮食禁忌？

泄泻，俗称"拉肚子"，现代医学称为"腹泻"，是大多数人曾有过的体验，轻者影响日常生活，重者引起脱水、电解质、酸碱平衡紊乱而危及性命。尤其是婴幼儿，腹泻可以导致其营养不良和生长发育迟缓。现代医学认为腹泻与多种因素导致肠道菌群失调有关，腹泻时肠道厌氧菌数量下降大约1000倍（是肠道微生态严重失衡的标志），使之破坏了肠道的屏障与拮抗作用，就有利于病原菌的侵袭与定植，促使腹泻的发生，其中饮食失宜是非常关键的因素，值得引起注意。

中医许多医家对于泄泻的病因病机、预后与治疗早已有了较全面的认识，如《古今医统》云："泄泻乃脾胃专病，凡饮食、寒、热三者不调，此为内因，必致泄泻"；《医宗金鉴》指出："小儿泄泻认须清，伤乳停食冷热惊，脏寒脾虚飧水泻，分消温补治宜精。"《幼科发挥》认识到："久泻不止，津液消耗，脾胃倒败，下之谷亡，必成慢惊"，等等。而暴饮暴食，或过食肥甘油腻，或恣食生冷、不洁之食，以致脾失健运，水谷不化，水反为湿，谷反为滞，升降失调而致腹泻最为常见，正如《症因脉治·内伤腹泻》所言："饮食自倍，膏粱纵口，损伤脾胃，不能消化，则成食积泄泻之证。"现代医学研究发现，肠内碳水化合物食物过多，如红薯、土豆、黄豆、葱头等摄入过多，超过肠功能负担时，便会导致腹泻；有时对蛋白质丰富的食物与油脂多的食物，如果咀嚼不充分、吃饭过快均可引起腹泻。因此，需要注意饮食的禁忌。腹泻时，除了生冷、滑利、辛热之品，对于高糖、高脂、高蛋白不容易消化的食物应该尽量避免食用，如蜜饯、肥肉、牛奶、松子、杏仁、葵花子、西瓜子等。对有促进肠蠕动的食物，如辣椒、白酒等也要避免。对于一些富含有粗纤维的水果以及蔬菜都要尽量避免，如菠萝、柚子、柠檬、广柑、菠菜、竹笋、茭白等，这些食物中都含有丰富的长纤维素，也可以加快肠道蠕动，使腹泻难以控制。

即使腹泻停止了，为了促使肠胃功能恢复，也不要马上大鱼大肉，还需要少量多餐，从清淡饮食慢慢过渡到正常饮食。

六、经行腹痛为何需要避免生冷？

经行腹痛，即痛经，是许多女性的痛苦烦恼，往往在行经前后或月经期出现下腹部疼痛、坠胀，伴有腰酸或其他不适，严重者影响日常生活工作。尤其是青春期女性，尽管痛苦不堪，但对冰激凌、水果等照吃不误，结果形成恶性循环，痛经不已，这是何缘故呢？

古代医家对痛经的证候、病因及病机早有认识，如隋·巢元方在《诸病源候论》"月水来腹痛候"，云："妇人月水来腹痛者，由劳伤血气，以致体虚，受风冷之气，客于胞络，损冲任之脉……故月水将下之际，血气动于风冷，风冷与血气相击，故令痛也"，指出了痛经与气血亏虚体质加上感受风寒湿冷，导致寒凝血瘀，故行经时腹痛，可见"风冷之气"是痛经的重要因素。《医宗金鉴·妇科心法要诀》指出痛经有寒热、虚实之不同，《傅青主女科》认为痛经的病因和肝郁、脾湿及肾虚有关，然而导致痛经反复不愈，主要由于妇女正气不足、气血亏虚而外感风寒湿邪，导致寒凝血瘀气滞，胞宫受阻，气血运行不畅所致。那么，着凉与过食生冷就容易诱发痛经而反复不愈。

如果体质原本就不好，抗病能力差，而生冷之品可耗伤阳气，不能温煦胞宫，生冷之品又可加重气滞寒凝血瘀的状态，导致胞宫的气血运行不畅，故使痛经发作或加重。还有人会问了，有些人痛经是湿热蕴结所致，是不是就可以进食生冷呢？答案当然是同样不可以的。因为这种痛经的治疗就是应该清热除湿，化瘀止痛，但生冷只有清热的功效，并无除湿、化瘀止痛之效，如若过食生冷，则有可能因为耗伤阳气，湿不能除，血瘀加重，则痛经不已。因此，无论属寒还是热，都应该避免生冷之品。尤其是在经期涉水、淋雨、游泳、坐卧湿地或过食生冷食物等，易使寒湿聚积于胞宫，血得寒则凝而不畅，经血流通受阻而经行时腹痛难忍。

痛经容易反复，治疗原本就较为棘手，与肝肾虚弱、气血亏虚、寒凝血瘀、湿热蕴结等诸多因素有关，因此，对于痛经之人，除了避免生冷，还应该注意生活起居规律，保持情绪稳定，避免经期剧烈运动，远离污染的生活环境。

七、脏躁的孩子饮食有哪些禁忌?

脏躁的孩子，相当于现代医学的"儿童注意缺陷多动障碍"，简称"多动症"，是最常见的儿童行为和心理问题，孩子的智力正常或基本正常，但注意力不能集中，活动过多，情绪不稳，易冲动，任性冒失，自我控制力差，有不同程度的学习困难，甚至逃学、说谎等，是学校老师眼中的问题学生，是家长心中的调皮孩子，对多动症的孩子都感到非常头痛。有学者研究发现儿童多动症与微量元素失衡有关联，限制食谱，对改善多动症症状、防止多动症的复发有帮助。

中医认为辛辣香燥之品伤阴助阳，对儿童多动症不利，如胡椒、花椒、辣椒以及油条等食物，需要限制食入。现代医学肯定了含铅、含酪氨酸、含酒石黄色素和含有甲基水杨酸的食物可以促发和加重儿童多动，其中含铅的食物，如皮蛋、贝类、爆米花等，含酪氨酸的食物，如挂面、糕点等，含甲基水杨酸的食物，如西红柿、苹果、杏、橘子等，含酒石黄色素的食物，如贝类、柑榄等，还有含有食品添加剂以及含有酒精的饮料、含有色素的饮料也应严格控制饮用。由于多动症的孩子与铁、锌、铜缺乏有关，因此需要注意饮食的多样化，忌偏食，多食含锌、铁丰富的食物，如蛋类、肝脏、豆类、花生等。

饮食的调理对多动症的控制有一定帮助，但由于多动症与遗传、生活环境及教育等多方面的因素有关，因此仅仅依靠饮食的控制还不够，需要配合药物治疗，如小儿智力糖浆等，更需要家庭、学校和社会共同关爱，不要嘲笑、歧视和打骂小孩，不要伤害其自尊心，正确认识儿童多动症，共同关注多动症的孩子是全社会共同的责任。

八、婴儿为何不能吃蜂蜜?

蜂蜜又称蜂糖，是药食同源的食物，在古代，蜂蜜更多的作用是入药食用，大都是用于制作药丸的辅料，而今蜂蜜作为一种营养食品受到人们的普遍欢迎。中医学早就肯定了蜂蜜的营养作用和药用价值，明代的李时珍在《本草纲目》中认为蜂蜜具有补中（补益脾胃）、清热、解毒、缓急（止痛）、润燥、调和药物等功效。从营养成分来看，蜂蜜主要含碳水化合物，以葡萄糖、果糖为主，还含有水、多种维生素、无机盐、酶和植物性杀菌素，因此蜂蜜的确是一种较好的营养食品。

虽然蜂蜜营养丰富，但不宜多食。李时珍早就告诫人们："蜂蜜生凉熟温，不冷不燥，得中和之气，故十二脏腑之病，罔不宜之。但多食亦生湿热虫，小儿尤当戒之。"意思是说蜂蜜不属于凉性也不属于温性，可以补中益气，身体各部的疾病都能用蜂蜜治疗。但是蜂蜜吃得过多对身体也有害处，小儿不要食用。这里说的小儿应该是指一周岁以内的婴儿。

为何婴儿不宜食用蜂蜜呢？现代研究进一步证实了这个观点。这是由于蜂蜜是高营养食品，保管不当可以受到细菌的污染，尤其容易受到肉毒杆菌的污染。临床曾经有过婴儿吃了肉毒杆菌污染的蜂蜜引起疾病和死亡的报道。因为婴儿肠黏膜上皮细胞所分泌的免疫球蛋白低，肠道通透性高，屏障功能差，抗病力差，进食被肉毒杆菌污染的蜂蜜，细菌容易在肠内繁殖并产生毒素，肠道内的毒素也很容易进入人体引起感染，可以发生中毒。因而原则上不推荐蜂蜜给一周岁以内的婴儿，避免对这个年龄段的孩子产生危害。

九、中医倡导食不语有何道理？

唐代医家孙思邈在《千金要方·养性卷》倡导"食上不得语，语而食者，常患胸背痛"。《摄生要语》云："饮食有节，脾土不泄；调息寡言，肺自生金"。意思是饮食有节制，脾胃之气才不会受伤；调顺气息少说话，肺气才能得生。进食时全身气血聚于脾胃，使脾胃受纳、运化功能正常运行，此时如果还要兼顾思考、对话，气血被分流至心、肺、脑等脏腑器官，脾胃运化功能将受到影响，长此以往则会致脾胃功能受损，出现腹胀、胃痛、腹泻、食少即饱、胃脘不舒等病症。

从现代医学的角度来说，一方面，吃饭说话会影响消化。因为进食后，身体会调动更多的血液流向消化系统，以便胃肠道获得更多的能量去分解、消化、吸收食物。吃饭时谈话，会使本该流向胃的血液流向了脑部，影响胃的消化功能。而且，边吃饭边说话会分散吃饭的注意力，影响咀嚼和消化液的分泌，食物未嚼烂，又不能拌入足够的消化液，必然会增加胃的负担。而且说话延长了吃饭时间，饭菜凉了对胃也是不良刺激。

吃饭时说话，还可能会引起呛噎。因为咽喉部是一个四通八达的通道，向上通鼻腔、口腔，向下后通食道，向前则通气管。吞咽食物时，为了保证食物通路的顺畅，吞咽反射会进行一系列的复杂动作。即小舌头上抬，正好盖住鼻腔后部，防止食物进入鼻腔；咽部一些小肌肉收缩，防止食物往前流入口腔或误入"耳咽管"；喉头上提，使会厌软骨盖住气管。这样，四通八达的咽喉就只剩下食道，保证了食物能沿食管进入胃。而如果吃饭时说话、大声吵嚷或哈哈大笑，都可能干扰到这一过程，发生呛咳，致使食物误入鼻腔、气管或肺支气管，也就是所谓的误吸，可引发咳嗽、吸入性肺炎等疾病，甚至引起窒息而危及性命。

食不语既是一种餐桌礼仪，也是口口流传的卫生知识。古人的食物较今日来说更加来之不易，出于对食物及厨师的尊重，食不应言语，因为进食的时候若是一直谈论事情，又怎能品尝食物的美妙呢？然而不管食物是否精细美味，"食不语"的确是应该遵从的一项卫生准则。至圣先师孔子《论语·乡党》所言："食不语，寝不言"，需要好好领会，遵照执行。

十、酒伤是何病症？

《东医宝鉴》首次提出了"酒伤"的病名。酒气剽悍滑利，其性温热走窜，饮用过多则易导致各种"酒伤"病症，在《黄帝内经》中记载的就有很多，如肺痹、血枯、漏风、热厥等。历代医家对饮酒引起的病症论述颇多，现代医学也指出酒精中毒是当今世界范围内第一大公害，酒的毒性可以累及全身各主要器官，尤其是对肝脏危害最大。下面分述酒伤的几个常见病症，提醒大家饮酒应注意的事项。

1.肺痹《素问·五藏生成》云："白，脉之至也，喘而浮，上虚下实，惊，有积气在胸中，喘而虚，名曰肺痹。寒热，得之醉而使内也。"指出肺痹之疾是因寒热之邪侵袭，并在酒醉之后行房，病气积聚胸中所致。主要表现为面色发白，脉象浮数，喘而虚惊等。

2.血枯《素问·腹中论》云："帝曰：有病胸胁支满者，妨于食，病至则先闻腥臊臭，出清液，先唾血，四支清，目眩，时时前后血，病名为何？何以得之？岐伯曰：病名血枯。此得之年少时，有所大脱血；若醉入房中，气竭肝伤，故月事衰少不来也。"血枯病是由于女性在年少时曾患过大出血，加上成年后酒醉行房，使脾胃气血亏乏，肝肾精血不足，出现胸胁支满、食欲不振、气味腥臊、鼻流清涕、肢体畏寒、头目眩晕、吐血或大小便出血、月经量少、甚则闭经等。

3. 漏风《素问·风论》指出："饮酒中风，则为漏风""漏风之状，或多汗，常不可单衣，食则汗出，甚则身汗，喘息恶风，衣常濡，口干善渴，不能劳事"指的是醉酒后腠理开泄，风邪乘虚侵犯所致的病症。《素问·病能论》进一步指出："有病身热解堕，汗出如浴，恶风少气，此为何病？岐伯曰：病名曰酒风"主要表现为身热懈惰，汗出湿衣，恶风畏寒，喘息无力，口干善渴，不耐劳累等。

4. 热厥《素问·厥论》云："帝曰：热厥何如而然也？岐伯曰：酒入于胃，则络脉满而经脉虚；脾主为胃行其津液者也，阴气虚则阳气入，阳气入则胃不和，胃不和则精气竭，精气竭则不营其四肢也。此人必数醉若饱以入房，气聚于脾中不得散，酒气与谷气相薄，热盛于中，故热偏于身内热而溺赤也。夫酒气盛而慓悍，肾气有衰，阳气独盛，故手足为之热也。"指出酒损伤血脉与脾胃，加上长期酒后行房，最终导致肾精亏虚，虚火亢盛，故发为热厥。

《黄帝内经》关于"酒伤"的病证论述还有很多，提出的避免"醉以入房""已醉勿刺""已刺勿醉"的观点，为后世预防"酒伤"病证奠定了良好的基础，具有重要的现实意义。

十一、中医提出喝茶的禁忌有哪些？

被誉为茶圣的陆羽，在其所著的《茶经》中提出了"茶之为饮，发乎神农氏"的论断，也许启发于"神农尝百草，日遇七十二毒，得茶而解之"之说。可见，茶之为饮历史悠久。在茶的故乡中国，茶已经超越了其物质属性，达到了一种精神境界，品茗蔚然成为一种修养，一种人格魅力，梁实秋《雅舍怀旧．忆故知》甚至说出："不喝茶还能成为中国人？"这样的言论，可想而知，茶文化已经深入国人的骨髓。

茶，几乎是人人都爱喝，茶叶对人体健康的作用是不容置疑的，中医认为茶味苦甘，性凉，入心、肺、胃经，有清头目、除烦渴、化痰消食、利尿、解毒等功效。然而不适当的喝茶也会影响人的身体健康，那么，平常喝茶都有哪些禁忌呢？

1. 脾胃虚弱者不宜喝茶　茶叶性味苦、凉，中医认为"苦寒伐胃"，长期饮茶容易损伤脾胃之气，影响消化吸收功能，特别对于素体脾胃虚弱之人来说更是如此。当然，适当的炮制可以减少茶叶的苦寒之性，如红茶，经过完全的发酵之后，性质变得温和，脾胃虚弱者可适量饮用。

2. 失眠、神经衰弱者不宜喝茶　茶叶中的咖啡碱、茶碱都有兴奋中枢神经的"提神"作用，睡前喝浓茶容易影响睡眠。另外，睡前饮茶过多，尿量增多，也会影响睡眠。

3. 感冒发热不宜喝茶　感冒发热时，人的体温升高，心跳加快，而茶中的茶碱、咖啡碱有兴奋中枢神经、加强血液循环、加速心率的作用，饮茶后可使患者的体温更快上升。

4. 孕妇、乳母不宜喝茶　茶叶中含有大量茶多酚、咖啡碱等，对胎儿在母腹中的成长有许多不利因素，为使胎儿的智力得到正常发展，避免咖啡碱对胎儿的过分刺激，孕妇应少饮或不饮茶。同理，乳母在哺乳期饮浓茶，过多的咖啡碱会进入乳汁，小孩吸乳后会引起睡眠不安、多啼哭和睡眠时间少。

5. 不宜喝冷茶　《本草拾遗》中云茶叶"食之宜热，冷即聚痰"，意思是喝茶宜趁热，喝冷茶容易聚痰。茶性本苦凉，冷茶加重其寒凉之性，饮用后影响脾胃运化，导致痰湿内生。

6. 不宜用茶送服药物　茶叶中成分复杂，其中的茶碱、鞣酸、茶多酚等均可与药物中的某些成分产生化学反应，用茶水送药可能会影响药物的药效，甚至引起毒副作用。有些中草药如麻黄、钩藤、黄连等也不宜与茶水混饮。

7. 饮酒后不宜喝茶　饮酒后酒精在体内会转化为乙醛再逐渐分解为水和二氧化碳排出体外，这种分解作用大约需要2~4小时，而茶叶具有利尿作用，酒后饮茶会使乙醛来不及完全分解就经肾脏排泄出去，使肾脏受到损害。因此，民间使用茶来解酒是不可取的。

8. 喝茶不宜太浓　茶叶中含有大量的鞣酸，鞣酸有收敛的作用，可以和食物中的蛋白质结合成不易消化的鞣酸蛋白，不但影响蛋白质的吸收，还会减慢肠蠕动，导致便秘。鞣酸还容易与食物中的铁元素相互"吸引""结合"，影响人体对铁的吸收，导致缺铁性贫血的发生。浓茶过于苦、涩，反而失去了茶叶原有的清香与回甘。

十二、孕妇的中医禁忌有哪些？

历代医家都非常重视孕妇的禁忌，因为胎儿在母腹中，完全依赖母体，孕妇的生活嗜好和健康状态直接影响胎儿的生长发育，所以重视孕妇的保健，注意妊娠期间的禁忌，能避免不良因素对胎儿的影响，为新生儿的茁壮成长打好基础。

1. 饮食禁忌　孙思邈《千金要方》所言"儿之在胎，与母同体，得热则俱热，得寒则俱寒，病则俱病，安则俱安，母之饮食，尤当缜密"明确指出母体的饮食与健康直接影响胎儿的生长发育。《万氏妇人科》亦云："妇人受胎之后，最宜调饮食，淡滋味，避寒暑，常得清纯和平之气，以养其胎，则胎元完固，生子无疾。今为妇者，喜啖辛酸煎炒肥甘生冷之物，不知禁口，所以脾胃受伤，胎则易堕；寒热交杂，子亦多疾"。因此，孕妇的饮食要避免辛辣刺激、过于寒凉、肥甘厚腻以及滑利之品，如炸鸡、薯条、烧烤、麻辣烫、刺身、生肉、螃蟹、毛蚶、薏苡仁、马齿苋、冬葵叶、苋菜、茄子、荸荠等等。能催胎助产，故孕期应避免或禁止食用。对于烈酒，孕妇也需禁饮。因为孕期饮酒可造成婴儿畸形或者智力低下等严重后果，这种损害被称为胎儿酒精综合征。孕期的前3个月是胎儿形成的重要阶段，怀孕6个月以后是胎儿生长的高峰，这两个时间段如果大量饮用烈酒，均会给胎儿造成严重损害，不单单影响中枢神经的发育，对任何组织细胞都能造成损害，引起发育迟缓、颜面畸形、智力低下等严重后果。

2. 情志禁忌　孕妇的情志变化直接影响胎儿的健康。如抑郁、焦虑、喜怒无常、多思多虑、恐惧、紧张等不良情绪不仅会影响孕妇自身的脏腑气血功能，还可以波及胎儿。《逐月养胎法》中提出："欲子美好，数视璧玉；欲子贤良，端坐清虚，是谓外象而内感也"，意思是说想要小儿以后长得漂亮、品德贤良，在娘胎里时妈妈就要常看美玉，自己要行为端庄、思想清静。因为孕妇所见所闻及精神变化会影响胎儿的生长发育，以及诞生后所形成的性格，这就是古代的胎教之法。故而孕妇要心情舒畅，情绪稳定，注意胎教，给胎儿以良好的心理熏陶。

3. 劳逸禁忌　孕期活动量过少的产妇容易出现分娩困难，活动度过大则有流产之虑，需要把握好劳逸适度。孕妇应保证足够的睡眠和休息，但卧床的时间太多，就会影响气血运行，有碍于胎儿发育，容易导致气滞难产。孕妇应该有适当的劳动，但避免重体力工作和剧烈突然的动作，如提重物、蹦跳、奔跑等，以免损伤胎儿。

4. 房事禁忌　如果怀孕后同房，有可能引起出血、感染、流产或早产、胎膜早破、胎盘早期剥离等并发症。尤其是怀孕的前三个月即孕早期，这个时期胎盘正处于形成阶段，处于不稳定状态，孕激素分泌还不充分，最容易发生流产，而孕后期频繁剧烈的性生活可使胎膜早破，在这些阶段的夫妻生活最需要小心谨慎。因此，孕妇要控制房事，注意节欲。房事过度，易损伤肾精，也不利于优生。

5. 用药禁忌　古代医家对妊娠中药禁忌早就有所认识，还编有"孕妇药忌歌"方便传唱。孕期应当避免不必要的用药，特别是受孕后3~8周更是用药的危险期。孕期使用任何药物要考虑对胎儿的影响，必须使用的药物要权衡利弊。一般剧毒药，或药性作用峻猛及有堕胎作用的药物均为禁用药，部分活血祛瘀药、行气药、攻下药、温里药虽然毒性较小，药性较为缓和，但也有伤胎的弊端，属于慎用药，使用时由医师掌握其中尺度。

除了以上的禁忌，孕妇还需要避免穿紧身衣、高跟鞋，衣着宽松寒温适宜；不要去人流密集的地方，避免感染病毒和疾病而损伤胎元。

十三、中医为何认为"久坐伤肉"？

"久坐伤肉"，字面的意思是认为长久坐着不动可以损伤我们的肌肉。中医认为久坐缺乏运动，气血不得宣通，气机郁滞，脾的运化功能减弱，食物的消化吸收受阻，则脾生化无源，气血不足以濡养肌肉，久而久之则可致肌肉萎软。现代医学认为由于久坐不动，则四肢血液流量减少，肌肉供氧量不足，会引起肌肉僵硬、酸痛，甚至萎缩。久坐使全身重量都压在脊柱骨底端，压力的承受分布不均匀，会引起背部和腹部肌肉下垂，以致发生背部肌肉疼痛，乃生痉挛。久坐使胃肠蠕动减慢，消化液分泌减少，可出现腹胀、便秘、消化不良、食欲不振等，而且压迫直肠附近的静脉丛，长期充血，可导致痔疮的发生，出现便血、肛裂等，甚至导致结肠癌。久坐时心脏工作量减少，可导致心肌收缩减弱，心脏功能减退，血液循环变慢，容易发生血栓而导致肺梗塞等。随着科技的进展，交通的发达，手机、电脑的普及，坐着工作的人日益增多。但要注意，久坐，不注意活动，天长日久会引起许多疾病。当坐着看电脑、玩电子游戏、看智能手机及阅读电子书籍时，别忘了站起来走一走，活动活动筋骨，伸展一下躯干，这样才能健康长寿。

中医不仅认为"久坐伤肉"，还认为"久视伤血"，"久卧伤气"，"久立伤骨"，"久行伤筋"，概括为"五劳所伤"，这些健康观念和善意提醒，现代人不可不重视。

十四、为什么七情不能太过？

"笑死牛皋""气死周瑜"是众所周知的历史故事，由此可以推知情绪对人的健康影响力是非常巨大的。中医七情概念中，喜、怒、忧、恐、惊，即属于人的情感、情绪反应，思则属于人的认知活动。中医学认为，七情是健全个体日常生活中始终存在着的正常过程，本身并不一定致病，但如果"太过"，这种反应超过了人体自身生理调节范围和耐受能力的时候，会导致脏腑气血阴阳失调，对人体健康危害非常大。

七情转变为致病因素，主要是情志反应过于强烈，或突然暴发，或消极的情感活动持续过久。七情过度，常会直接作用于相应的脏腑而引起气血和功能失调，发生疾病。如《素问·阴阳应象大论》云："怒伤肝""喜伤心""思伤脾""忧伤肺""恐伤肾"。七情致病虽然各有所主攻，但人是一个有机整体，情志活动又变化多端，一种情志可伤及多个脏腑，多种情志也可伤及一个脏腑，七情内伤乃从内而发，所以主要作用于人体内在脏腑。因心为君主之官，主藏神志，主司人的精神意识思维活动，为五脏六腑之大主，在七情内伤致病损及脏腑时，最终皆伤及心神。虽然现代医学认为人的思维是脑子在主导，但"心想""心喜""伤心"等词语都指出了心在情志活动中的重要性。过喜、惊吓、思虑过度都会伤心，心神不宁，出现心悸、健忘、失眠等症状，甚至是精神失常，牛皋、周瑜、范进等等都是七情太过导致死亡、精神失常的典型事例。七情太过还会影响疾病的变化。在疾病的演变过程中，如果出现剧烈的情绪变化，往往会导致病情加重、恶化，甚至加速死亡。例如本身有高血压病、心脏病的患者，遇到过于兴奋或恼怒的事情，情绪波动太大，容易诱发急性心脑血管病，如中风、心肌梗死等，甚至猝死。如果情绪积极乐观，悲而不消沉，则有利于病情的好转乃至痊愈。

因此，做好自身的情绪管理，适当释放压力，缓解心情，对人的身心健康具有重大意义。

十五、"产后风"应如何避免？

产后的月婆子，很多人脑海里都会浮现一个头戴帽子，足穿袜子绒鞋，全身裹得严严实实，足不出户的产妇形象，据说是产后不能吹风受寒，否则会得"产后风"。这个说法有何道理呢？

"产后风"是传统医学的一个疾病名称，首见于张仲景的《金匮要略》："产后风，续之数十日不解，头微痛，恶寒，时时有热，心下闷，干呕汗出，虽久，阳旦证续在耳，可与阳旦汤"。《叶天士女科》中云"产后遍身疼痛，因气血走动，升降失常，留滞于肢节间，筋脉引急，或手足拘挛不能屈伸，故遍身肢节走痛。"妇人产后或者人流后，因身体虚弱，筋骨腠理大开，内外空虚，起居不慎，风寒侵入，出现四肢关节肌肉的疼痛、酸重、麻木等不适感觉，或兼有怕冷恶风、自汗盗汗等症状，称为"产后风"。有些类似西医的"风湿性疾病"，感染可能是重要的发病因素，主要表现为骨关节肌肉炎症。

一般来说，健康妇女怀孕分娩是一个正常的生理现象，产后经过休息和调理，很快可以恢复健康。但如果产妇本身身体素质差，或带病生育，或高龄产妇，分娩时出血较多，产后疏于调理，就容易导致气血亏虚、气血瘀滞，如果又不慎感受风寒，气血不能畅达运行，则会出现肢体疼痛、怕冷恶风等"产后风"的症状。这些表现可能在产后立刻出现，也有的在数天甚至数个月之后才出现，因人而异。妇女在整个生产或人流过程中，或产褥期间，气血必然受伤，正气虚弱，邪气最容易乘虚而入，应该慎避风寒，从起居到饮食方面都有一套禁忌讲究和调理方法，实践证明是很有必要的而且很有效的。例如，待产、产时、产后整个过程要避免受凉风吹，室内有空调的注意不要对着风口，温度不能过低，产后不要过早洗头洗澡，或过早接触冷水，过早劳累，过早同房等。当然，凡事皆有度，不能过于紧张，如炎热的夏天依然紧闭门窗，厚衣裹身，一个月不洗头洗澡，甚至不下床活动等则是纠枉过正了。

妊娠与生育是女性自然的生理天性，健康强壮的体魄有助于生产及产后恢复。除了正常的生产后需要注意避免受风感邪，对于人工流产后同样也必须注意身体的调理，避免影响下次的自然受孕，平时应该积极锻炼身体增强体质，注意保健和关爱自身。

十六、"熬夜"为什么损伤脏腑？

"日出而作，日落而息"本是顺应自然的规律作息，但现在人们睡眠时间是越来越迟，有的甚至通宵不睡，追剧、玩游戏、看手机、刷微博等都成为了人们晚睡的理由。越来越多的人熬夜，"熬"字很形象，有久煮的意思，还有耐苦支持的含义。该睡的时候不睡，其实一直在消耗着人的精、气、神，没有充足的睡眠让其恢复，就会像燃烧着的油灯，熬着熬着烧干了油，火就灭了，人也容易得病。

　　中医认为，睡眠由心神所主，是人体阴阳之气自然而有规律的转化的结果。白天太阳出来，人体也由阳气所主，阳气能振奋精神，所以人处于清醒状态；晚上太阳下山，阳气也潜藏体内，阴气盛，主静，所以人就进入睡眠状态。长期的熬夜打破了这种阴阳平衡的状态，人体阴阳失调，就容易滋生各种疾病。熬夜可以直接损伤心神，而心为五脏六腑之大主，则导致脏腑都不能得到休养生息，新陈代谢减慢，毒素无法正常分解、排出，积聚体内，会出现面色晦暗、黑眼圈、长斑、粉刺等形于外的表现。体内的各个脏器也因阴阳失调的出现功能缺损，免疫力下降，抗病和康复能力低下，容易感冒，并诱发或加重其他疾病。现代医学也研究发现，经常熬夜，生物钟被打乱了，影响了人体正常的内分泌、代谢、免疫等系统，容易导致冠心病、高血压、2型糖尿病等疾病。长期熬夜，还会导致胃肠道严重缺氧，可造成胃肠黏膜损伤，引起消化性胃溃疡、十二指肠溃疡、功能性消化不良、腹胀、腹痛等疾病。熬夜使得植物神经功能紊乱，易出现心律失常，还可引发急性心肌梗死。熬夜引发癌症也已经得到了正视，麻省理工学院科赫研究所在《细胞新陈代谢》发表研究结果说："如何扰乱生物戒律无关紧要，重要的是，扰乱之后似乎会推动肿瘤发生"。

　　人生在这个世上本来就要顺应自然规律来生活作息，俗话说"早睡早起"，这是一种朴素的养生观念，有充足的睡眠才能高效的工作，充足的睡眠是身体健康的保证。

十七、为何避免醉后房事？

早在《黄帝内经》就已经提出："以酒为浆，以妄为常，醉以入房，以欲竭其精……故半百而衰"，意思是如果把酒当水，醉后行房，就会耗伤精气，散失精元，导致早衰，属于"酒伤"之一，中医前辈将饮酒导致的疾病统称为"酒伤"。

酒为大热之品，其性慓悍酷烈，容易耗伤气血，倘若饮酒过多，而且醉后行房，则可损伤人体健康。醉酒不仅损伤脾胃之气，行房又耗竭肾精，且酒后往往精神亢奋，不得自制，使人耗散更多的精气。正气受损，腠理不固，大汗淋漓，汗出当风，极易外感六淫之邪，导致多种疾病的发生。

现代医学研究发现，少量饮酒会增强性欲，但大量饮酒后，中枢神经变得麻木，降低性器官敏感度，导致性功能障碍，还可能因动作不协调而对性器官造成损害。酒精对心血管系统的强烈刺激，容易诱发心脑血管疾病，严重时甚至猝死。且饮酒会影响精子质量，酒后受孕还可能导致畸胎、死胎或先天性疾病，危及下一代。

正常的性生活有益于夫妻感情，但性生活若在酒醉后进行则属于大忌，只有在身心状态良好的情况下进行，才能有益身心健康和家庭和睦。

十八、中医认为饭后不能马上洗头，是何道理？

洗头是大家日常生活经常需要做的事情，看似平常，但对于养生来说却不能轻视，有其讲究和禁忌所在。民间所说的吃饭后不能马上洗头是有一定道理的。

药王孙思邈在其著作《千金要方·居住法》中提出"饥忌浴、饱忌沐"，意思是空腹不宜浴身，饱时不宜洗发。饭后不能马上洗头，因为吃饱饭后，为保证消化吸收的正常运行，气血聚集在胃肠处，头部脉络空虚。这时洗头，会使气血重新向头部汇聚，一方面导致胃肠的气血不足，运化失职，造成消化不良，长久如此则容易得脾胃病；另一方面，由于洗头时大量血液冲向头部，有可能促使心脑血管疾病的发生，如果原来就有高血压、冠心病的就更加需要避免了。再者，饭后胃部充盈，洗头时取平卧体位则易致食物反流，引起胃灼热、打嗝甚至呕吐；如果下蹲或弯腰低头，则容易压迫胃部，影响消化。因此饭后马上洗头不可取。

有的人不仅有饭后洗头的陋习，有的还习惯晚上睡前洗澡时洗头，有的人还认为使用吹风机会伤发，而总是草草吹一下就了事，会使湿气滞留于头部，久而久之，容易感冒、头痛。因此建议饭后、睡前最好不要洗头。

十九、为什么中医认为剧烈运动后不能马上冲凉？

南方人习惯把洗澡叫作"冲凉"，剧烈运动后往往会大汗淋漓，身体发热，很多人都想立刻痛痛快快洗个冷水澡，认为可以消除疲劳，使身体清爽舒服。然而这样做不但不能消除疲劳，还容易损害身体健康，甚至有可能发生猝死，运动后马上洗澡发生意外的情况屡见报道。

中医认为，剧烈运动使人的阳气耗散，正如《素问·举痛论》所言："劳则气耗，劳则喘息汗出，外内皆越，故气耗矣。"当人在活动的时候，体内的阳气一直在损耗，气耗于内则会出现气喘，气耗于外可表现为汗出增多。当身体处于阳气损耗的情况，如果洗澡，无论是热水还是冷水，都可以使阳气进一步损耗；而且运动时腠理开泄，排汗增多，阴津耗损，这时马上洗冷水澡，则使寒湿之邪从皮毛而入，都可造成身体的伤害。因此，需要通过休息和饮食来适度补充体力，避免疾病的发生。

现代医学认为，剧烈运动时血液流向肌肉、体表，人体心跳和呼吸增快，血液循环也加速，当停止运动后，心跳、呼吸和血液循环虽然会减慢，但仍会持续一段时间才能恢复正常。如果运动后立刻洗澡，则会增加血液向皮肤肌肉，而不足以供应心脑等其他重要器官，使人处于缺氧状态，轻则出现头晕眼花、全身无力，重则虚脱休克，甚至诱发心脏疾病和脑血管意外。

所以运动后不要立刻洗澡，建议把汗擦干，休息一会，待心率、呼吸恢复正常再去洗澡。

二十、中医为何认为不能吸烟？

大千世界芸芸众生，烟民的队伍越来越壮大了，无论是乡村田野，还是城镇都市，皆能见到吞云吐雾吸烟之人，而且低龄吸烟、女性吸烟的现象也越来越普遍。有调查研究表明，烟草燃烧时释放的烟雾中含有3800多种已知的化学物质，绝大部分对人体有害，中国有3.5亿烟民，每年约有100万人因为吸烟而死亡，而且死亡的人数正在稳步上升。虽然人们都知道吸烟和二手烟暴露严重危害人类健康，但对于烟民来说，根本不当回事。

中医认为烟草气禀温热，味辛而甘，气盛力猛，性善走窜，烟气为烟叶点燃所发出的烟雾，有火性炎热、炎上属性。烟性弥漫、清轻上升，烟气以烟草为母，与火同化，烟气弥漫上升之性更甚，烟气不仅具有烟草辛散气猛的特点，更合火热之性，而善入至高之处。烟者，有气无形入体则五脏皆到，脏腑赖烟而快，精神赖烟而爽。而烟吸入口，烟邪拥塞，导致肺失肃降，脾亦生痰，脾胃为后天之本，一损俱损。如《本草纲目拾遗》云："故食烟之人多面黄不尽，耗肺而焦皮毛……耗肺损血，世多阴受其祸而不觉"，因此吸烟者，在不知不觉之中，出现面色蜡黄，皮肤粗糙，咳嗽气喘，形体消瘦，丢三落四，睡眠困难，阳痿早泄等情况就不足为怪了。现代医学研究显示，吸烟可致血管内皮损伤，加速衰老，而且损伤视力，损害大脑记忆，吸烟还损伤生殖力，肺癌、膀胱癌等多种恶性肿瘤与吸烟密切相关。孕妇吸烟可以引起胎儿生长迟缓、发育不良，胎儿罹患先天性疾病和癌症的风险增加。男性吸烟对自身造成的伤害很大，瑞典乌普萨拉大学研究人员研究发现，对于决定性别和产生精子至关重要的Y染色体，常常从吸烟男性的血细胞中消失，而吸烟越多，丢失的Y染色体越多，而一些已戒烟的男性似乎又重新可获得Y染色体。由于只有男性才拥有Y染色体，参与这项研究的乌普萨拉大学教授扬·杜曼斯基说："在Y染色体消失这一人体内最常见的突变与吸烟之间，……这也许在一定程度上解释了为什么男性的寿命通常比女性短，以及为什么吸烟对男性更加有害。"世界卫生组织希望人们正视吸烟的危害，于1987年11月在日本东京举行的第六届吸烟与健康国际会议上建议把每年的4月7日定为世界无烟日（World No-Tobacco Day），并从1988年开始执行，但从1989年开始，世界无烟日改为每年的5月31日，因为第二天是国际儿童节，希望下一代免受烟草危害。但是，烟民仍我行我素，正如《本草备要》所言："辛温有毒……然火气熏灼，耗血损年，人自不觉耳"，因此说"吸烟等同于慢性自杀"是有一定道理的。

古今中外的学者医家，发现了长期吸食烟叶对脏腑气血造成的不良影响，对长期吸食能损害人体有统一认识，并由此劝诫世人不要吸烟。

二十一、煎药器皿为何避免铁器？

现代很多人在煎中药时对容器的选择都没有讲究，随便拿电饭锅、铁锅等煎煮中药，其实这种做法并不正确。煎药最忌使用铁、铝、铜等金属器皿，因为金属元素不稳定，在高温煎煮过程中，铜离子、铁离子等可能活跃出现，与中药成分产生很多复杂的化学反应。如用铁锅煎煮大黄、何首乌、白芍、五倍子等药材，这些药材里面含有鞣酸、苷类等成分，容易与铁离子起化学反应，产生一种不溶于水的鞣酸铁及其他有害成分，使药汤变质，轻则降低疗效，重则会产生恶心呕吐等不良反应。

煎药器皿采用砂锅、瓦罐为最好，搪瓷罐次之，它们的化学性质稳定，而且受热均匀，保温性好。

第四章 经络

一、经络是什么？

中医的经络理论是祖国医学中最为经典的理论之一，如《黄帝内经》云"经络是人之所以生，病之所以成，人之所以治，病之所以起"，说明了经络在人的出生、成长、生病、治病、防病等方面都有很重要的作用。

经络大概就是人体的运输通道，她纵横交错的分布于全身的上下内外，遍布全身，像网络一样把人体各部分都联系起来，变成了一个奥妙无穷的整体。经络包括了经脉和络脉两个大的部分，"经"就是路径的意思，是直行的主干部分；"络"是网络的意思，为那些侧行的分支部分。其中经脉以上下纵行为主，是经络中的主体部分，就好像是大树的主干部分；络脉从人体"大树"的主干经脉中分出侧行，是经络中的细小部分，就好像大树的树枝一样。经脉和络脉它们互相贯穿在人体的上下、左右、前后、内外，把五脏、六腑、头面、躯干、四肢等都联系起来，成为一个有机的整体。人体最重要的物质"气血"就是依靠经络来运行的，在全身周流不息，达到抵御病邪、保卫人体的功效。

二、经络有仪器可以测到吗？

经络是实实在在能够感受到的存在，是生命活动的非常重要的存在形式，然而经络似乎是看不见摸不着的虚拟体，可以用仪器设备测出来吗？

曾经在二十世纪五十年代探索的"循经感传探经络"，发现有的"经络敏感"之人，在接受针刺穴位时会产生一种沿经脉路线移动的感觉，把这一现象称为"循经感传现象"。

二十世纪八十年代，开始使用生物物理学手段对经络进行研究，例如研究同位素循经脉路线运动的轨迹，发现经脉路线上具有低电阻、高声振动和较好的声光热传导以及同位素迁移等物理学特性，这些都记录在《针灸经络生物物理》之中。国内外专家都试图对人健康时的经络状态与疾病时的经络反应进行探索其检测手段，苏联、德国、日本等学者都取得了一定的研究成果。日本中谷义雄和中外经络研究学者设计了一套用测量皮肤的电阻来探寻穴道与经络的方法，提出了"良导络理论"，后来，经由各国医学家反复验证，证实了这种方法可以测量经络的变化。借由良导络理论，根据中医人体经络学说，应用计算机技术，研发出了经络检测仪器。

中医经络检测仪是最新的高科技生命全息象定位检测仪，通过对人体十二经络的二十四个穴位的探测，进一步分析十二经络的相互关系和机能的整体变化量，并以数值、图像等清楚的表示出来，是一种极具科学性辅助诊察身体状况的方法。经络测评仪器的问世，是中医不断吸收和融合现代科学技术而研制出来的新成果，中医必须与时俱进才能促进自身的学科发展。

三、经络运行的规律是什么？

经络是生命活动的非常重要的存在形式，是气血运行的交通干线，那么，经络的运行有规律吗？

想要了解经络的运行，先要知道经络系统的组成。经络系统是由经脉、络脉、经筋、皮部等组成。经络，是经脉和络脉的统称，经犹如直行的径路，是经络系统的主干，络则有网络的含义，是经脉的细小分支。主干经脉有十四条，分别是手太阴肺经、手少阴心经、手厥阴心包经、手阳明大肠经、手太阳小肠经、手少阳三焦经、足太阴脾经、足少阴肾经、足厥阴肝经、足阳明胃经、足太阳膀胱经、足少阳胆经以及统领阴经的任脉和统领阳经的督脉，把手足十二经脉与任脉、督脉合称为十四经脉。每条经脉都有各自行走的路线，一般而言，手三阴经从胸走手，手三阳经从手走头，足三阳经从头走足，足三阴经从足走腹胸。

人是宇宙中的一部分，所以也会遵循宇宙中大自然的运行规律，因此，人体经络运行也有一定的规律。一般而言，十二经脉的气血流注从肺经开始逐经相传，至肝经而终，再由肝经复传于肺经，流注不已，从而构成周而复始、如环无端的循环传注系统。具体来说，十二经脉流注次序为：手太阴肺经→手阳明大肠经→足阳明胃经→足太阴脾经→手少阴心经→手太阳小肠经→足太阳膀胱经→足少阴肾经→手厥阴心包经→手少阳三焦经→足少阳胆经→足厥阴肝经→手太阴肺经，正如《灵枢·卫气》所言："阴阳相随，外内相贯，如环之无端。"十二经脉将气血周流全身，使人体不断地得到营养物质而维持各脏腑组织器官的功能活动。

一天24小时之中的时辰不同，人体气血灌注充盈的经络也有所不同，随着时辰的改变，不同的经脉中的气血随着时辰的变化也有盛有衰。十二经络分别都有各自的气血灌注充盈时间，这就是常说的经络子午流注，是以自然界周期现象与人体气血周流的时间规律相吻合的经络运行规律。经络气血运行不止，人的生命才能生生不息。

四、任脉和督脉的作用是什么？

武打小说中常常说到练武之人只要打通了任、督二脉，功力将大增！引起了许多人对任脉和督脉的好奇，真的有如此神功吗？任脉和督脉到底有啥作用呢？

经脉有阴经和阳经之分，任脉就是统领调节人体全身阴经的经脉，而督脉可以总督人体全身阳经的经气，任脉和督脉可以调节全身的阴、阳之气，因此，任脉和督脉在经络系统中确实有很重要的作用。

任脉主要是分布在人体的阴侧，人体的前面腹、胸部正中。任脉行走分布路线是：起于胞中，包围着女性子宫和软组织部位，沿着人体前面腹部的正中先向上，从小腹部正中线到肚脐，再沿胸部的正中线，向上到咽喉，到承浆穴，连接脉络绕嘴唇一圈于面部。任脉连接着人体的手三阴，足三阴六条阴经，所以它又叫"阴脉之海"。因此，任脉可调节全身阴经脉气。督脉是主要分布在人体的阳侧，人体的背部正中。督脉的行走分布路线：起于胞中，由会阴经过背部的长强，循脊里至大椎穴，上循风府入于脑与任脉会合。连督脉接手三阳，足三阳六条阳经，所以督脉又叫"阳脉之海"。督脉可调节全身阳经脉气。任、督二脉都起于同一个地方胞中，然后任脉向前行走于腹部、胸部、再上面部；督脉向后行走于腰骶，背部，再到头面部，而且在头面部与任脉相交。所以说任、督二脉有统摄经脉气血、协调阴阳的作用，任、督二脉就像一条绳索一样绕着人的身体转一圈，循环一周。

当任脉、督脉不通，气血循环不畅，就造成五脏、六腑功能失调，引起病变。任脉还能调节月经，促进女子生殖功能，维持妊娠，如果任脉虚衰，可出现胎动不安，月经不调；如果督脉阳气虚衰，推动温煦固摄作用减弱，可出现畏寒，男子遗精阳痿，女子宫寒不孕。可见，任脉与督脉的作用的确非常重要。

五、为何揉耳朵可以降血压？

有人说按摩耳朵可以治疗高血压是真的吗？如果是真的我们该怎么按摩？按摩耳朵的哪个地方？

首先要从耳朵这个器官的穴位说起，中医认为耳朵像一个倒立的婴儿，人体的全身器官组织在耳朵上都有特定的反射区，而且分布着很多穴位。中医认为"五脏六腑，十二经脉有络于耳"，在《灵枢·口问》中就有如下记载："耳者，宗脉之所聚也。"说明耳与经络之间有着密切的联系；耳廓又可以分为心、肝、脾、肺、肾五部，耳与脏腑在生理功能上息息相关。当人体的内脏或躯体得病时，往往在耳廓的相应部位会出现压痛敏感点、皮肤电特异性改变和变形、变色等反应。既然耳与全身的生理、疾病有密切关系，那么就可以通过耳穴来治疗疾病了，自然而然可以用于治疗高血压。

治疗高血压的耳穴主要是降压沟、降压点。这两个耳穴的位置在哪里呢？降压沟，又叫耳背沟，位于耳廓的背面，在对耳轮上、下脚及对耳轮主干，在耳背呈"Y"字形的凹陷沟部，分为上、中、下三段。降压点，又叫角窝上，位于三角窝内上角，对耳轮末端的下缘，耳轮与对耳轮上脚末端交界处。找到这两个耳穴之后，一般的按摩方法是，用食指或拇指的指腹沿着降压沟从上往下摩擦，一般按摩5分钟左右，频率为每分钟约60次，以耳朵感觉到红热就可以了，降压点则可用王不留敷贴后，每次按压3分钟左右。

虽然按摩耳穴有一定的降压作用，但是高血压患者除耳穴按摩外，还应注意及时监测血压，遵医嘱服用降压药物；另外还要节制饮食，控制体重；限制食盐摄入量；保持乐观情绪，注意劳逸结合，生活起居有节。平时如能坚持搓耳、捏耳，还可有强健身体的作用。

六、带脉不通为何容易肥胖？

人到中年出现大腹便便的现象越来越普遍了，为啥很多人都是肚子肥胖？有人说这是带脉不通造成的，这个说法有道理吗?

不知道大家对带脉这条经脉是否了解,首先跟大家介绍一下带脉,带脉属于经脉中奇经八脉之一,它的位置跟那些上下行走的经脉不一样,它是位于腰腹之间、是我们人体中唯一的一条横向运行的脉络。"带脉"中的"带"字含有腰带的意思,因为其横行于腰腹之间,统束全身直行的经脉,状如束带,故称"带脉"。通俗的说带脉就像一根腰带一样把其他直行的经脉捆束在一起,所以带脉能约束纵行之脉,足三阴、足三阳以及阴、阳二蹻脉都受带脉的约束,带脉可以加强经脉之间的联系。

带脉病候主要表现为"带脉不引",就是带脉约束无力引起的各种弛缓、痿废病症,所以如果带脉不通、淤堵就容易引起小腹肥胖。人体其他的经脉都是上下纵向行走,只有"带脉"像腰带一样横向环绕一圈,好像把纵向行走的经脉用一根绳子系住一样,所以,带脉一旦堵塞,就会使身体多条经络在腰腹处堵塞,腰腹、小腹部位就容易长胖。生活中很多人发现自己腹部、腰部的赘肉越来越多,怎么减也减不下去,其实这是你身体"带脉"堵塞了,不能再约束腰部及腹部赘肉的生长。所以为防止肥胖大家要注意保持带脉的通畅哟!

七、按摩哪些穴位可以瘦身?

生活水平提高后,现在的肥胖人群在上升,为了能让自己的身材更苗条些,很多人会尝试各种减肥方法,其中按摩减肥是减肥方法中比较受欢迎的方法之一。那么,怎样通过按摩来促动脂肪,选择哪些穴位进行减肥呢?

常用的减肥穴位有上脘、中脘、下脘、滑肉门、气海、关元、足三里等。首先需要找准穴位,上脘穴在上腹部,前正中线上，在肚脐上方5寸的位置；中脘穴在上腹部，前正中线上，在肚脐上方4寸的位置；下脘穴位于上腹部，前正中线上，在肚脐上方2寸的位置；滑肉门在上腹部，当脐中上1寸，距前正中线2寸处；气海穴位于下腹部，前正中线上，当脐中下1.5寸处；关元穴位于下腹部，前正中线上，当脐下3寸处；足三里在小腿前外侧，当犊鼻下3寸，距胫骨前缘一横指（中指）。由于上脘、中脘、下脘是脾胃的卫士，是胃的忠实护卫队，按摩这"健胃三宝"的三个穴位，可以加速血液循环，健脾化湿的功效。按摩气海能有效地抑制食欲，帮助消化、排气、促进肠胃蠕动、废物排泄，有利于消除小腹赘肉。关元穴能有效控制消化系统对脂肪的摄取。足三里可以调理脾胃、化湿降脂的作用。在按摩手法上，可以选择按揉手法为主，操作方法为：将食指和中指并拢，按照顺时针的方向分别按揉上脘、中脘、下脘、滑肉门、关元穴各15次；再将手四指并拢，用四指指腹稍微用力揉按滑肉门、气海穴各10次；最后用力按揉足三里20次。

因为中医讲究一个辨证论治，不同的人体质不一样，取穴会有所不同。女性经期、怀孕期间不宜按摩下腹部的气海、关元等穴，建议找专业医生指导下才能进行操作更为稳妥。

八、艾灸能够"包治百病"吗？

当今很多场所都开展了艾灸业务，艾灸在健康消费中正日益成为人们保健消费的热点，几乎人人都在谈论艾灸的好处，艾条、艾柱、艾灸盒、智能艾灸床等应运而生，似乎艾灸可以"包治百病"，真的是这样吗？

春秋时代的《诗经·采葛》就有"彼采艾兮"的记载，清代吴仪洛在《本草从新》中说："艾叶苦辛，生温熟热，纯阳之性，能回垂绝之亡阳，通十二经，走三阴，理气血，逐寒湿，暖子宫，止诸血，温中开郁，调经安胎，……以之艾火，能透诸经而除百病。"可见，艾灸历史悠久，起源于中国古代，是艾草制成的艾绒燃烧来治病养生的方法，是一种物理和药物相结合的中医疗法，属于中医针灸疗法中的灸法，有通经活络、行气活血、祛湿散寒、消肿散结、回阳救逆、防病保健等作用，适应的病症范围比较广泛，可用于内科、外科、妇科、儿科、五官科等各科疾病的治疗，正如《名医别录》所言："艾味苦，微温，无毒，主灸百病"。其实这里说的"百病"，是说很多病的意思，说明艾灸治病的范围比较广泛，并不是指艾灸可以治疗所有的疾病。

人们的保健意识已越来越高，但有的人动不动就来艾灸一下则是不可取的，因为有可能出现烦躁失眠、口舌溃疡，女性月经期间则会出现月经淋漓不净，而且任何一种治疗方式都存在局限性，不可能"包治百病"。艾灸虽然治疗疾病的范围宽泛，而且有预防保健的作用，但是包治百病的这种说法实在说得有些太夸张了，有悖于中医辨证论治的科学性。

九、哪些情况禁艾灸？

艾灸是可以防病保健，艾灸容易操作易学，很多老百姓在家中学做艾灸，但如果使用不当，不仅可能影响疗效，甚至带来危害，因此需要了解不能艾灸的情况。

一般而言，对于患有高热、昏迷、肺结核等传染病均不适宜灸疗。女性在经期、孕期最好是不用艾灸，尤其是孕妇的腹部和腰骶部不宜施灸。还有些部位不宜施灸，如颜面、五官、有大血管的部位、关节活动部位不宜采用灸，男女的乳头、阴部、睾丸等部位也不要施灸。在极度疲劳、过饥、过饱、酒醉、大汗淋漓、情绪不稳时也不能马上艾灸。当然，皮肤有破损之处是肯定不能艾灸的。

因此，自行在家做艾灸时，一定要咨询针灸医生，在针灸医生的指导下施灸，更为安全。

十、针刺穴位为何能够治病？

随着针灸事业的迅猛发展，针刺疗法不仅仅是国人的专利，而且走出国门受到许多外国人的喜欢，这一根小小的针扎进去怎么就能治疗疾病？真的是太神奇了！

针刺疗法确实是可以治病的神奇的中医疗法！因为人的身体上布满了穴位，这些穴位是人体脏腑经络之气输注于体表的特殊部位。人体的穴位是疾病的反应点，也是针刺的施术部位。穴位与经络、脏腑、气血密切相关。穴位分别归属于经脉，经脉又隶属于一定的脏腑，故穴位—经脉—脏腑间形成了不可分割的联系。

穴位本身就有一定的治疗作用，主要有近治作用、远治作用和特殊作用等三个方面。近治作用，是指穴位均具有治疗其所在部位局部及邻近组织、器官病证的作用。这是一切穴位主治作用所具有的共同特点。如眼区及其周围的睛明、承泣、攒竹、瞳子髎等经穴均能治疗眼疾；阿是穴均可治疗所在部位局部的病痛等。而远治作用是指穴位具有治疗其远隔部位的脏腑、组织器官病证的作用。穴位不仅能治疗局部病证，而且还有远治作用。十四经穴，尤其是十二经脉中位于四肢肘膝关节以下的经穴，远治作用尤为突出，如合谷穴不仅能治疗手部的局部病证，还能治疗本经脉所过处的颈部和头面部病证。特殊作用则为穴位具有双向的良性调整作用和相对的特异治疗作用。所谓双向良性调整作用，是指同一腧穴对机体不同的病理状态，可以起到两种相反而有效的治疗作用。如腹泻时针天枢穴可止泻，便秘时针天枢穴可以通便。如《灵枢·九针十二原》云：“欲以微针通其经脉，调其血气，营其逆顺出入之会。”说明针灸通过经脉、气血、腧穴三者的共同作用，达到治疗的目的。

总之，所有穴位均有一定的治疗作用，穴位既是疾病的反应点，又是针刺的施术部位，采用针刺穴位，可以通其经脉、调其气血，使阴阳平衡，脏腑和调，从而达到扶正祛邪治病的目的。

十一、晕针怎么救治？

随着针灸技术的火热，民间自行针刺的现象越来越普遍了，随之而来出现的不良事件的频率也越来越多，针刺其实有一定的危险，需要掌握了人体的穴位和针灸知识的专门的针灸医生操作，但是在针刺的时候发生晕针的现象还是很常见的。

晕针的发生，与很多因素有关，如体质虚弱、精神紧张或疲劳、饥饿、大汗、大泻、大出血之后接受针刺，或针刺的手法刺激过重，在针刺过程中发生头晕恶心、呕吐、面色苍白、大量出汗、心慌、四肢发冷、晕厥的现象，需要及时救治，主要措施如下：

1.立即停止针刺，并且拔出所有已进入体内的针。

2.迅速轻柔地扶患者平卧病床，头部稍低，注意保暖。

3.喝杯温开水，放松心情。

4.如情况严重，可针刺水沟、内关等，或温灸气海、关元等进行救治。

5.可配合现代医学救治，如吸氧、护心、护脑等。

其实，晕针是可以避免的，对于初次接受针刺治疗或精神过度紧张，应先消除对针刺的顾虑，同时选择舒适持久的体位，最好采用卧位，选穴宜少，手法要轻。若处于饥饿、疲劳、大渴时，应先进食、休息、饮水后再予针刺。

尽管针刺可以疗疾，但是也可以发生晕针这样的危险，因此需要专业医者操作，不得自行其是。

十二、三伏贴是怎么回事?

"三伏贴"是冬病夏治三伏贴敷疗法的简称，是我国传统中医药疗法中的特色疗法。"三伏贴"就是在自然环境阳气最盛之时，运用温阳的中药敷贴于特定穴位，使药物通过皮肤渗透吸收，刺激经络，通过经络的循行和气血的输送，可将药物直达病所，借助自然界的阳气，达到驱逐体内寒邪、振奋阳气，起到治病防病的作用。将冬天好发、阳气虚弱的疾病，在阳气旺盛而未发病的三伏天，通过药灸的方法进行治疗和调理，以减轻在冬季发作时的症状和病情，从而促进其康复。通过临床与实验研究，该方法能够增强机体的免疫能力，可降低机体过敏状态。

既然三伏贴是抓住阳气旺盛的三伏天时节，以温经助阳为大法，预防寒湿、痰饮、虚寒等症候的发作，因此主要针对的是哮喘、慢性支气管炎、慢性鼻炎、过敏性鼻炎、慢性肠炎、慢性颈腰腿痛、关节遇冷疼痛、痛经、冻疮、易感冒、平素手脚冰凉、特别怕冷的这些人群。而对于孕妇、6个月以下的婴儿、有严重心肺功能疾患的人、对贴敷药物过敏、皮肤有疾、皮肤有破损者、疾病发作期（如高血糖、发烧、正在咳喘等）的患者、精神病患者、有恐惧心理者、体质非常虚弱、瘢痕体质等皆不宜做。

由于三伏贴遵循的是"春夏养阳"的养生观念，《黄帝内经》认为人与自然界是统一的，人体的阳气和自然界的阳气相符，生于春，旺于夏，收于秋，而藏于冬。因此在接受三伏贴治疗的当天，应该注意避免直吹空调、吹电扇，避免剧烈运动，避免进食冷饮、油腻、辛辣、过咸、海味及牛羊肉等发物，以免影响治疗效果。想要真正获得三伏贴改变虚寒体质的疗效，需要连续治疗三年，每年的伏天贴敷3次，一般间隔10天，均在伏天治疗。

十三、按摩为何能够治病？

按摩是中医推拿疗法的俗称，是起源于我国很早的一种治病防病的技术，已经有几千年的历史。长沙马王堆汉墓出土的《五十二病方》记载了搔、刮、摩等多种手法。晋隋唐时期，推拿成为医学教育的四大科目之一，明清时期涌现了许多推拿流派，目前推拿以前所未有的速度迅速发展。

推拿疗法是人类最古老的一种外治疗法，以中医学的脏腑经络等基本理论为指导，运用按、摩、拿、捏、掐、揉、抖、拍击等手法，具有调整阴阳、疏通经络、和畅气血、强筋壮骨、增强体质等多种功效，能够使人体恢复和保持健康状态，也就是用手在人体皮肤、肌肉、穴位上施行各种手法，达到保健、治病的目的。目前推拿已经广泛运用于儿科、内科、骨科、妇科、五官科等多种疾病的防治，尤其是对于亚健康状态、各种疾病的康复起到越来越不可估量的作用。譬如治疗扭伤、挫伤、软组织劳损、落枕、肌肉萎缩、肩周炎、颈椎病、腰椎间盘脱出症、关节运动功能障碍、骨折愈后功能恢复期、腱鞘炎、腱鞘囊肿、胃下垂、胃肠功能紊乱、感冒、早期高血压、头痛、失眠、痛经等多种病症。

虽然按摩能够使人舒适，缓解疲劳，改善睡眠，但是也不是什么情况都可以按摩的。按摩禁用于急性传染病、恶性肿瘤、出血倾向、精神分裂症、结核病进展期、恶病质、急性化脓性炎症、局部有血栓性静脉炎、淋巴管炎、皮肤病者。妇女孕期和月经期腰骶、腹部及下肢也不宜按摩。

十四、怎样推拿治疗小儿咳嗽？

小儿咳嗽是每个家长的烦恼，有的孩子烧退了，尽管每天打针、喝药，但是咳嗽很长时间都难以平息，正如《医学真传》所言"诸病易治，咳嗽难医"。况且，孩子并不配合打针，也惧怕喝药，因此治疗效果也大打折扣。当今流行起来小儿推拿，而且已经被许多家长和小孩接受，尤其是对于咳嗽的孩子，通过推拿按摩就可以起到止咳的效果。

推拿治疗小儿咳嗽的疗效确切，选择的穴位主要有天门、坎宫、天突、膻中、风池、肺俞等，操作也比较容易。具体操作如下：

1. 开天门：由小儿两眉头之间向上直推至额上发际处，以拇指指腹自下而上交替直推。一般推30次。

2. 推坎宫：坎宫位于自眉心起至眉梢成一直线。用两拇指自眉心向两侧眉梢做分推，约30次。

3. 按揉天突：天突穴位于胸骨上窝正中。用拇指或中指端吸定于穴位上，以顺时针方向旋转揉20次左右。

4. 推膻中：膻中穴位于两乳头连线中点，胸骨正中线上，平第四肋间隙。用食指、中指指腹点揉膻中穴20次，然后自胸骨切迹向下推至剑突约30次左右。

5. 揉风池：风池穴位于项部，当枕骨之下，胸锁乳突肌与斜方肌上端之间的凹陷中，平风府穴。简易取穴，双手掌心贴住耳朵，十指自然张开抱头，拇指往上推，在脖子与发际的交接线各有一凹处。用食指和中指指腹按揉两侧的风池穴约20次左右。

6. 揉肺俞：肺俞穴位于第三胸椎棘突下，脊柱正中旁开1.5寸。用食指和中指指腹按揉两侧的肺俞穴约20次左右。

7. 捏脊：大椎至尾骨端成一直线。捏法：拇指在后、食、中指在前，三指同时用力拿捏皮肤，双手交替捻动，缓缓前移。捏脊三次。

推拿治疗小儿咳嗽，手法运用得当则立竿见影，否则会出现与之相反的效果，因此，需要有经验的中医推拿师进行操作，不能盲目进行。

十五、退热常用的穴位有哪些？

发热是临床上常见的症状，大部分人都习惯于通过服用中药或西药来退热。其实有很多穴位也具有退热的作用。目前，临床上成人常用的退热特效穴位有大椎穴、曲池穴、合谷穴、外关穴，退热效果确切。

要想退热效果好，首先要能准确的找对穴位，大椎穴位于脊柱区后正中线上，第7颈椎棘突下凹陷中。曲池在肘横纹外侧端，屈肘，当尺泽与肱骨外上髁连线中点。合谷在手背，第1、2掌骨间，当第二掌骨桡侧的中点处。简易取穴法，以一手的拇指指骨关节横纹，放在另一手拇、食指之间的指蹼缘上，当拇指尖下是穴。外关位于前臂背侧，当阳池与肘尖的连线上，腕背侧远端横纹上2寸，尺骨与桡骨间隙中点。

这些穴位有退热的作用，与其所属的经络有关。如大椎穴是督脉的穴位，可以总督一身之阳，有解表退热的作用。曲池与合谷均属于手阳明大肠经，可以疏风解表，又能清泻阳明退热。外关是八脉交会穴之一，通奇经八脉中的阳维脉。阳维脉有个重要的功能，就是"主一身之表"，高热是表证的一个常见表现，所以外关是解表退热的要穴。

了解了退热的穴位，如果发热了，就可以根据情况选择穴位进行治疗了。最好是到专业的推拿保健中心接受治疗，如果发热的同时伴有精神状态明显低落，而且还有呼吸急促和嗜睡的状况，则应该马上及时就医。

十六、颈椎病能够按摩吗？

随着生活水平的提高、生活节奏的加快和电子产品的普及及频繁使用，颈椎病的发病率也呈上升趋势，有很多人喜欢到保健场所去按摩，是否所有的颈椎病都可以按摩治疗呢？

的确，很多人体验过肩颈放松按摩后的舒适感，因为按摩可以舒经活络、解痉止痛，按摩能缓解颈肩肌群的紧张及痉挛，恢复颈椎的活动幅度，松解神经根及软组织的粘连，缓解对神经、血管的刺激与压迫，促进局部血液循环，从而能够缓解症状。但是有的颈椎病接受按摩之后反而症状加重了，这是因为并不是所有的颈椎病都适合做按摩的。譬如脊髓型颈椎病、有明显颈椎节段性不稳定的、伴有发育性颈椎椎管狭窄、颈椎后纵韧带骨化、黄韧带肥厚、钙化以及强直性脊柱炎等，这些类型的颈椎病都不宜进行按摩治疗。倘若接受了不当的手法按摩，特别是经过重手法的颈部按摩推拿治疗后，症状往往会加重，也有可能出现脊髓损伤，严重的会导致四肢瘫痪。

颈椎患者在做按摩之前，需要要到正规的医院确诊一下，才能知道能不能按摩，来选择适合自己的治疗与保健方案。

十七、面神经炎怎么按摩？

面神经炎就是老百姓通俗叫的歪嘴巴，很多人都愿意接受针灸治疗，在做针灸时，往往针灸医生都会说配合按摩，面神经炎会恢复的更快，具体按摩的步骤介绍如下：

1. 采用一指禅推法对印堂、攒竹、鱼腰、迎香、下关、颊车等穴位推拿3 ~ 5次。

2. 再按摩面部的足阳明胃经经穴，如迎香穴、承泣穴、四白穴等穴位，并顺着枕额肌额腹的方向自眉弓逐渐向头顶方向进行按摩。在按摩的过程中，应要求患者闭眼，然后用手指顺着上下眼睑缓缓推动，轻揉其眼眶下缘的凹陷部位，并从内向外或从外向内轻轻拉动患者的上下眼睑，每次按摩10分钟，每天2次。

3.用拇指指腹由下而上往返抹揉患者面部及前额部，顺序为下颌中部－口角外侧－眼裂外侧－额中部，眼周及口周则按肌纤维走行做环形揉按2次，然后按摩四白穴、太阳穴、印堂、颊车穴、翳风穴、牵正等穴位，按摩强度以感受到轻微的胀痛为度，每个穴位按摩20次左右，每次治疗10分钟，每天两次。

按摩时，注意用温暖的双手进行揉按，按摩过后注意保暖，最好戴上口鼻罩，这样效果更好。

十八、便秘的按摩手法有哪些？

如果出现了排大便的次数减少，同时排便困难、粪便干结，或者每周排便少于3次，并且排便费力，粪质硬结、量少的现象，就是发生了便秘。如果过分用力排便，可以导致冠状动脉和脑血流的改变，冠状动脉供血不足时可能发生心绞痛、心肌梗死，而脑血流量的降低，排便时可发生昏厥，高血压者可引起脑血管意外，还可引起动脉瘤或室壁瘤的破裂、心脏附壁血栓脱落、心律失常甚至发生猝死的危险，因此，切忌临厕努争用力排大便，了解一些解决便秘的方法是很有必要的，自我按摩对于便秘有一定的帮助，具体操作步骤介绍如下。

1.顺时针摩揉全腹：用手掌的大鱼际稍加用力，从右下腹沿顺时针方向摩揉全腹，按摩三次。

2.掌揉天枢穴和大横穴：首先把穴位找准，天枢穴位于腹中部，平脐中，距脐中2寸。大横穴位于腹中部，距脐中4

寸。然后用食指、中指、无名指指腹稍加用力后顺时针方向揉按天枢、大横穴10次。

3. 点揉腹结穴和气海穴：腹结穴在下腹部，大横穴下1.3寸，距前正中线4寸。气海穴位于在下腹部，前正中线上，脐中下1.5寸。找准穴位后，将双手拇指指腹按压住同侧腹结穴后稍加压力，感到酸胀为佳，然后顺时针方向点揉1分钟；再用一手拇指点揉气海穴，力度同腹结穴，按揉20次。

4. 按揉支沟穴：支沟穴在前臂背侧，阳池穴与肘尖的连线上，腕背横纹上3寸，尺骨与桡骨之间。穴位定位后，以一侧拇指指腹按住支沟穴，轻轻揉动，按揉20次左右。支沟穴是治疗便秘的特效穴，各型便秘均可使用。

5. 按揉三阴交穴：三阴交穴位于小腿内侧，足内踝尖上3寸，胫骨内侧缘后方。穴位定位后以一侧拇指指腹按住三阴交穴，轻轻揉动，以酸胀感为宜，按揉20次左右。

按摩这些穴位最好在餐后两小时后按摩，或者在清晨起床后按摩，因为在这个时间段结肠的活动最为活跃，帮助排便的效果会更好。要彻底解决便秘，饮食上要多吃蔬菜与粗粮，不要长期服用泻药，适当地进行体育锻炼，坚持每天排便的生活习惯都非常重要。

十九、催乳有哪些穴位？

当今随着产妇年龄趋于增高、剖宫产率上升，产后情绪变化，加上饮食结构搭配不合理等因素的影响，产后缺乳的现象日渐增多，直接影响母乳喂养效果和婴儿的营养需求。有许多月子中心都有催乳师按摩帮助产后乳汁的分泌。解决产后面临的缺乳问题，穴位按摩可以方便、快捷、安全的达到催乳的效果。

中医认为乳汁由气血化生，资于冲任，赖肝气疏泄与调节。从经络循行上讲，胃经过乳房，"乳头属肝，乳房属胃"，因此，乳少主要与肝、胃有关，选择以肝胃经为主穴按摩促进乳汁分泌。常见的主要用于催乳的穴位有：膻中、乳根、乳泉、少泽、足三里。气血不足者加气海、血海、膈俞、脾俞、胃俞、三阴交等；肝气郁结者加太冲、内关、期门。这些穴位的位置分别是：膻中穴在人体的前正中线上，平第四肋间隙，或两乳头连线与前正中线的交点处；乳根穴位于第5肋间隙，当乳头直下，前正中线旁开4寸；乳泉则在腋前线上极泉前5分；期门位于乳头直下，第六肋间隙，前正中线旁开4寸；气海位于前正中线上，脐下1.5寸；足三里在小腿前外侧，当犊鼻（外膝眼）下3寸，距胫骨前缘一横指（中指）；血海穴位于屈膝时髌骨内上缘上2寸，当股四头肌内侧头的隆起处；三阴交在内踝尖上3寸，胫骨内侧面后缘；太冲位于足背侧，第一、二跖骨结合部之前凹陷处；膈俞在第7胸椎棘突下，旁开1.5寸；脾俞在第11胸椎棘突下，旁开1.5寸；胃俞在第12胸椎棘突下，旁开1.5寸；内关在腕横纹上2寸，掌长肌腱与桡侧腕屈肌腱之间；少泽穴位于小指尺侧指甲角旁0.1寸。

操作方法：以大鱼际或拇指指腹顺时针方向揉按膻中穴20次左右，以胀麻感向胸部放散为佳。拇指指腹紧按乳根、乳泉穴，边揉边按，使局部有明显酸胀感、胸胁乳房部有舒适感，操作持续20次。用食指和中指指腹按揉少泽、足三里、气海、血海、膈俞、脾俞、胃俞、三阴交、太冲、内关、期门等穴20次，以局部酸胀为佳。坚持每天穴位按摩，使产妇的乳汁分泌增加，直至能够满足婴儿所需。

按摩这些穴位能催乳，与穴位所在的经脉有密切关系。膻中是心包经之募穴，八会穴的气会，具有调理人身气机，活血通乳之用；乳根为足阳明胃经局部腧穴，是治疗产后缺乳的要穴，可以通经活络，行气解郁，疏通局部气血，促进乳汁分泌。少泽能调心气而促排乳。此三者均为通乳之要穴，合理按压，可预防和治疗产妇产后缺乳。足三里、三阴交调理脾胃，脾胃为气血生化之源，后天之本，能培补气血，助乳汁化生。肝郁气滞者以太冲、内关配之可理气和胃，宣通胸中之气而通乳。泌乳是乳汁生成和分泌的过程，乳根可调理阳明气血，疏通乳络。膻中为气会，功在调气通络。少泽属手太阳小肠经，为通乳的要穴。

产后缺乳应积极早期采用催乳法，在乳少发生最迟不超过1周，缺乳时间越短穴位按摩或者针灸疗效越好。虽然针灸治疗产后少乳效果较好，但是仍需要产妇保持哺乳期心情舒畅，避免过度疲劳，保证充足睡眠，掌握正确哺乳方法，可多食高蛋白流质食物，这样效果会更好。

二十、足浴疗疾是何道理？

随着人民生活水平的提高和生活节奏的加快，养生保健行业也逐渐盛行起来，其中足浴就是很多人选择的一种保健的常用方法，而且对于疾病的治疗也采取中药足浴，这是啥子道理呢？

中药足浴是中医外治法的一种特色保健疗法，它是通过水的温热、机械和化学作用及借助药物蒸汽和药液熏洗的作用，起到疏通经脉，透达筋骨，理气和血，从而达到增强心脑血管机能、改善睡眠、消除疲劳、增强人体抵抗力等作用。它是根据中医辨证论治原则、藏象学说、经络传导学说以及现代足部反射区理论为理论基础，选配适当的中草药煎煮成中药热水液，通过中药热水液对双足浸泡、浴洗，使双足经络得到疏通，使足部反射区得到良性刺激以及中草药物离子通过足部皮肤表层黏膜、穴位、反射区的吸收所引起的机体整体药理效应和对病灶局部的药理效应，从而使机体各组织器官、部位的气血运行通畅，功能增强到达防病治病的目的。

足浴之所以能预防治疗疾病，是由于足通过经络系统与脏腑密切联系，足乃六经之根，是人体的第二心脏。第一，人体十二经脉中，有三条阴经和三条阳经共六条经脉到达足部，这六条经脉又与其他六条经脉相联络，加强了足部与机体各部位的多种复杂联系，构成了足部与全身的统一性与整体性。第二，阴跷、阳跷、阴维、阳维皆起于足部，冲脉也有分支至足部，所以加强了足与全身组织、器官的联系。第三，足与脏腑中的肾关系最密切，故有"肾主两足"之说，而肾为先天之本，元气之根，主藏精。人的足就好比"人体之根"。正所谓：人老足先老，脚寒百病生；养树先护根，养生先护足。第四，足掌有300多穴位，67个反射区。因此，足浴通过刺激足部各穴位，促进气血运行，畅通经络，促使全身血液循环改善，调节各脏腑器官的功能，改善内脏产生的病变化，提高机体自我防御和免疫力，起到治病、保健作用。

二十一、拔罐有什么作用？

拔罐古称角法，也是祖国医学中的特色外治疗法，早在马王堆汉墓出土的帛书《五十二病方》中就有记载，它是以罐为工具，采用各种方法排除罐筒内空气以形成负压，使其吸附体表以治疗疾病的方法。

拔罐是通过吸拔，利用罐内的负压吸附作用，使局部皮肤充血、瘀血，促使经络通畅、气血旺盛，具有活血行气、止痛消肿、散寒、除湿、散结拔毒、退热等作用，拔罐的适应范围较为广泛，一般多用于风寒湿痹、腰背肩臂腿痛、关节痛、软组织闪挫扭伤、伤风感冒、头痛、胃脘痛、腹痛、痛经、中风偏枯、瘀血痹阻等。穴位拔罐可通过在经络、穴位局部产生负压吸引作用使体表穴位产生充血、瘀血等变化，穴位通过经络与内在的脏腑相连，从而治疗各种脏腑疾病。拔罐还可以祛除病邪，如祛风散寒的作用，拔罐以负压吸拔体表的穴位，不仅能够开腠理、散风寒，而且还能调整脏腑经络的作用，鼓舞人体的正气，也有助于体内邪气的排出。

拔罐属于一种外治物理疗法，随着临床实践的不断发展，不仅罐的材质和拔罐的方法不断得到改进和发展，而且治疗的范围也逐渐扩大，经常和针刺配合使用，已经成为针灸专科治疗中的一种重要方法。

第五章 养生

一、中医养生观有哪些？

随着人们健康观念的加强，当今养生已成为一种风尚，电视上的各类养生讲座节目如雨后春笋般出现，各式各样的冠名中医养生的俱乐部、会所纷纷建立，各种以养生保健为主题的研讨会层出不穷。然而养生方法却各不相同，甚至鱼龙混杂、是非难辨，导致了人们无所适从，为了更好地传承中医养生文化，有必要正本清源，谈谈中医的养生观。

《黄帝内经》早已系统地阐述了养生观念，集先秦诸子百家养生之道的大成，提出了许多重要的养生理论和原则，今天仍然值得借鉴。如《灵枢·本神篇》明确指出"故智者之养生也，必顺四时而适寒暑，和喜怒而安居处，节阴阳而调刚柔。如是则辟邪不至，长生久视"。《素问·四气调神大论篇》说："是故圣人不治已病治未病，不治已乱治未乱，此之谓也。夫病已成而后药之，乱已成而后治之，譬犹渴而穿井，斗而铸锥，不亦晚乎。"《素问·上古天真论篇》中明确指出："上古之人，其知道者，法于阴阳，和于术数，食饮有节，起居有常，不妄作劳。故能形与神俱，而尽终其天年，度百岁乃去。"且又告诫人们不能"以酒为浆，以妄为常，醉以入房，以欲竭其精，以耗散其真，不知持满，不时御神，务快其心，逆于生乐，起居无节，故半百而衰也"。这些中医的养生观包括了人与自然和谐，根据四季的变化规律而采取相应的规律生活，注意心理保健，指出了饮食要定时定量，提倡劳逸结合，注意节制房事，强调防重于治的未雨绸缪的"治未病"，都蕴涵着对养护生命的智慧。告诫人们饮食、起居等日常生活习惯对保养生命的重要性，这与现代的健康观、疾病观不谋而合。

历代中医吸收了各家养生学说的精华，荟萃了各家养生学说的特点，包括儒家以德为养、释家以性（心）为养、道家以体为养的特点，最终形成了具有中国文化特色的养生观。了解中医的养生观可帮助人们提高身体素质，增强防病抗衰的能力，增值生命、增进健康、延年益寿。

二、怎样养神？

神是人的生命活动现象的总称，包括人的生命活力和精神活动，神是由先天之精生成的，当胚胎形成之际，生命之神也就产生了。神在人的生命活动中居于首要地位，唯有神在，才能有人的一切生命活动现象，正如《黄帝内经》所云："得神者昌，失神者亡。"表明精神、心理状态直接影响着人的生命活动与健康的维持，认为"神"是生命的主宰，足见"神"在人生命中的重要性。中医将"养神"置于养生之首要地位，南宋沈作喆在《寓简》中说："夫人只知养形，不知养神；只知爱身，不知爱神。殊不知形者载神之车也，神去人即死。"所谓"养神"，简而言之就是调摄精神，平衡心理，历代医家都有精辟的论述。那么，怎样来养神呢？可以从以下几个方面着手进行调养。

1. 清静养神　清静，是指精神情志保持淡泊宁静的状态，因神气清净而无杂念，可使真气内存，保持心神平安。目清耳静则神气内守而心不劳，若目驰耳躁，则神气烦劳而心忧不宁。《黄帝内经》指出"静则神藏，躁则消亡"，清代大养生家曹庭栋的《老老恒言》云："养静为摄生首务。""心者，神之舍；目者，神之牖。目之所致，心亦至焉。"说明了目视累心动神以及静神必先抑目的道理，当然，目不可以不视，耳不可能无听，关键在于不要乱视妄听，使神气不宁。

2.恬愉养神　恬愉，是指保持心情愉快，乐观开朗。《素问·上古天真论》作了这样的提示："美其食，任其服，乐其俗"，"以恬愉为务，以自得为功"。意思是说，每个人应该认为，能够吃到的，就是世上最好的食物，能够穿在身上的，就是最好的衣服，所处的环境，就是最好的环境。如果一个人能够以这样的心态来对待自己所处的社会地位，很现实地看待自己的经济状况，就能够保持心情舒畅。这并非是一种消极的自我麻痹，这是正视现实，尊重现实，在现实生活中感受乐趣的积极态度，做事情能顺其自然，以功到自然成的坦荡胸怀面对人生。当然，也可以听听美妙的音乐、赏花观景、垂钓、登高等怡情养性，使心情保持愉悦状态。

3.节欲养神　节欲，是指节制对金钱、名利、地位以及色欲等的欲望，保持身心松弛，不为外物所累。《素问·上古天真论》教导："志闲而少欲，心安而不惧"，思想上要少贪欲，心境就会平和安宁，也就不会因为患得患失所带来的种种烦恼和心神不安定。对于声色犬马之事，保持"嗜欲不能劳其目，淫邪不能惑其心"洁身自好的态度，对于社会地位的差异，以"高下不相慕"的平常心泰然处之，达到"圣人为无为之事，乐恬淡之能"的养神最高境界。

4.疏导养神　疏导，是指适当的宣泄情绪，防止不良情绪郁积而致病。七情是人之常性，人在接受各种外来因素刺激时，都会产生一定的情绪波动，正如《黄帝内经》所云："人有五脏化五气，以生喜怒悲忧恐。"而当外界事物对人的刺激强度过大，使人产生剧烈的情志变化，便会对健康产生不利的影响，严重时会引起疾病，因此需要自我调节情绪，稳定心态。如《素问·阴阳应象大论》建议："怒伤肝，悲胜怒"，"喜伤心，恐胜喜"，"思伤脾，怒胜思"，"忧伤肺，喜胜忧"，"恐伤肾，思胜恐"，这是运用五志属五脏，五脏配五行，五行之间有着相克的关系，因而五志之间也具有相互制约关系的理论，来调节情绪过激的一种方法。神不可不用，但又不可过用，贵在适可而止，劳而有度；七情不可不发，但发之有度，不可过激，使之不至过亢，持续不至于过久，才能不影响身心健康。

古人的养神内容非常丰富，还有顺应春生、夏长、秋收、冬藏的四季自然界变化的规律来养神，也是保持精神健康的重要方法。吸取古人养神的智慧，从而达到"恬淡虚无，真气从之，精神内守，病安从来"形神康泰的美好状态。

三、春捂秋冻有何道理？

"春捂秋冻"是我国民间的保健谚语，意思是春天穿衣服要尽量保暖，秋天则在一定程度上要挨些冻，只有这样才能对身体有好处。这其实是蕴含着传统医学的养生之道，而且气候专家通过对春秋季居室内外温度的观察分析，也证实了其中的科学道理所在。

春季是由冬寒向夏热的过渡时节，正处于阴退阳长、寒去热来的转折期，由于冷空气的活动，气候多变，温差幅度很大。初秋时节，则处于阳消阴长、热去寒来的过渡期，冷空气势力将逐渐加强，活动趋于频繁，气温明显下降，昼夜温差增大。气候观测表明，春季室内气温低于室外（室内外温差为负值），秋季室内外温差则为正值。春季从温暖的室外进入冷凉的室内，如果不多穿衣春捂，则容易受寒致病；秋季室内温度相对室外则较高，进入室内后，则完全可以少穿些衣服。还由于我国在同纬度上春季温度上升与秋季温度下降的幅度最急，因此才诞生了中国特殊的"春捂秋冻"的养生谚语。诸多流传在民间的谚语"二月休把棉衣撒，三月还有梨花雪""吃了端午粽，再把棉衣送""四月八，冻死鸭"

等等，都是在生活中感悟到的养生经验。历代医家、养生家对于"春捂秋冻"的论述也很多，尤其强调初春保暖对健康防病的重要性，如元代著名养生家邱处机《摄生消息论》就指出："春季天气寒暖不一，不可顿去棉衣，老人气弱骨疏体怯，风冷易伤腠理，时备夹衣，温暖易之，一重减一重，不可暴去。"《寿亲养老新书》亦云"早春生，宜保暖，衣服宜渐减，不可顿减，使人受寒"。医学大家孙思邈也这样说："春天不可薄衣，令人伤寒，霍乱，食不消，头痛。"春季气候多变，易发生感冒、急性支气管炎、肺炎等病，还是流脑、麻疹、腮腺炎等多种传染病的好发季节，春季合适的衣着是抗寒防病的方法之一。邱处机所言"寒甚方加棉衣，以渐加厚，不得一顿便多"则指出了秋季"薄衣御寒"，调动自身抗寒耐寒能力的锻炼也是必不可少的。

虽然"春捂秋冻"是有益于养生的，但是需要讲究一个合理的限度，"春捂"不要捂过了头，捂得上火了则适得其反，"秋冻"也不能冻过了头，气温很低的时候，仍然穿得很单薄，就没道理了。凡事都不能千篇一律，还需要因人而异，对于体弱的老人和小孩就不要过分强调"春捂秋冻"了，因为春捂秋冻的目的是使人适应自然界的气候变化，而每个人的体质不同，体内的阴阳状态并不一致，所以春捂秋冻并非人人皆宜。况且"春捂秋冻"是古人在当时的人们日出而作日落而息生活环境相对不变的社会生活条件下总结出来的养生观念，而现在人们的生活环境已经发生了翻天覆地的变化，遵循春捂秋冻的理念还是可以的，但出门时一定要注意当时的天气情况，衣着需要与气候变化相和谐，否则就违背了养生的初衷。

四、春夏怎样养阳?

古人认为"阳化气,阴成形。"意思是阳化成身体所需的能量,阴形成看得见摸得着的身体。古人不仅用"阳"来比作生命力,"阳者卫外而为固也","阳"还是人体具备的抵御外邪的能力。而且古代中医把人身之"阳气"比作天空与太阳的关系,如果天空没有太阳,那么大地都是黑暗不明的,万物也不能生长,正如《黄帝内经》所言:"阳气者,若天与日,失其所,则折寿而不彰。"如果身体没有了阳气,就成了一副空的躯壳,就会死亡。可见,"阳"是生命之根本所在。《黄帝内经》提出:"所以圣人春夏养阳,秋冬养阴",春夏之时应该注意保养阳气,秋冬之时应该注意保养阴精,使人身之阴阳,始终处于"阴平阳秘"的平衡状态,指出了人应该遵循自然界春温夏热、秋凉冬寒之四季阴阳盛衰的变化规律,顺应四时以平调阴阳来主动调节人体与自然环境的变化,才能保证身体健康。春夏季节,阳气旺盛,万物生机盎然,影响人体则腠理疏松、开泄,汗出多,消耗阳气亦多,加之乘凉饮冷,更易损阳,这就是春夏要时时注意保养阳气的浅显道理。那么,春夏怎样来养阳呢?

春季天地孕育着生发之气,万物欣欣向荣,阳气上升,万物萌动,自然界呈现一片生机蓬勃的景象,春季是从立春开始,历经雨水、惊蛰、春分、清明、谷雨共六个节气。初春寒温交替,天气反复无常,"乍暖还寒时,最难将息"稍有不慎,最容易发病。中医认为春天的气息,人体的肝首先感应,五行中肝属木,有喜调达恶抑郁的特性,人们应当比冬季晚些睡早点起,阔步于庭院,披散头发,宽缓形体,以使志意充满生发之气,让身心适应春气,使人的"阳"也开始生发起来,以顺应春天的"生气"。否则,就会伤害肝气,随之而来的夏季就会发生寒病。因此,春养阳重在于调养

"肝"，不要生气发怒，应该尽情舒展身体发肤，衣着要宽松舒展，而且柔软保暖，并且还要做到衣服不可顿减。走出户外，步行、爬山、跳绳、慢跑、室外体操等，都是很好的春季运动方式。饮食注意"减酸益甘"，因春天肝气旺，易克伐脾土，而酸为肝之本味，减酸可避免促肝长过旺，保护脾气不受克伐；甘为脾之本，益甘可增强脾气防止可能过旺的肝气克伐。

夏季是天阳下济，地热上蒸，万物生长，繁荣秀丽的季节。从立夏开始，历经小满、芒种、夏至、小暑、大暑六个节气，是自然界阳气旺盛、雨水充沛的季节，暑气炎热，湿热交蒸，而且盛夏暑气当令，长夏湿气当令，暑邪湿邪容易引起各种疾病。中医认为夏季自然界的阳气应于人之"心"，心在五行中属火，应该保持精神愉快，养护心气。为了顺应自然界的阴气之不足，稍晚些入睡，而早些起床，以顺应阳气的充盛。不可贪凉在星月下露卧。饮食省苦增辛以补肺气，心火旺则易克伐肺金，宜进清淡平和、甘凉生津、清热利湿的食物，以达到祛暑、祛湿、养心、健脾、开胃的目的。夏季着装要遵循"凉爽、简便、宽松、美观"的原则。盛夏酷暑有些人喜欢打赤膊，以为这样可以凉快些，其实并不是这样。当气温接近或超过人的体温时，赤膊不仅不凉快，反而更热，因为只有当皮肤温度高于环境温度时，才能通过辐射、传导散热。中医认为夏之后有一个长夏，长夏是指从立秋到秋分的时段，"长夏应脾而变化"，正如明代大医学家张景岳所说："春应肝而养生，夏应心而养长，长夏应脾而变化，秋应肺而养收，冬应肾而养藏。"湿为长夏主气，人之脾与其相应，古人指出"长夏防湿"的观点。长夏气候炎热，人的消化功能相对较弱，饮食宜温软，每日三餐应保证营养均衡，保持进食时间及进食量的规律性，勿过饱过饥。三伏天应该注意防暑降温，对于虚寒体质者可以抓紧时间进行"冬病夏治"。

五、冬病夏治是怎么回事？

"冬病"是指某些好发于冬季，或在冬季容易加重的病变，如支气管炎、支气管哮喘、老年"寒腿"、风湿性关节炎、畏寒症以及属于中医脾胃虚寒类疾病。"夏治"指夏季这些病情有所缓解，趁其发作缓解季节，辨证论治，适当地内服和外用一些方药，以预防冬季旧病复发，或减轻其症状。

冬病夏治是古代中医"不治已病，治未病"理论的具体应用，体现了中医学的整体观和预防观，是中医的特色疗法之一。因为人与自然界是相互统一的整体，防治疾病应该顺应天时，则可以收到事半功倍的效果。中医认为冬季阴寒，夏季阳热，人体借助夏季的阳旺之势，采取中药内服、药物贴敷穴位、中药膳食、药浴等方法来解除体内阴寒之气，可促使阳虚易感外寒的病体恢复正常，使其在寒冷季节容易抵御外寒而不发病或少发病。

冬病夏治是遵循《黄帝内经》"春夏养阳"的养生观之具体应用，往往选择在三伏天进行，效果尤为理想，因为三伏天处于盛夏时节，自然界阳气强盛，阴寒之气顿消，在此季节治疗虚寒性的疾病，可以趁"伏天"阳气旺盛之势，不仅有益于祛除体内沉痼之寒邪宿疾，也有助于培补亏损之阳气，能更好地发挥中药温补脾肾的疗效，以达到阴阳平衡的作用，是充分体现了天人合一的自然疗法。

六、秋冬如何养阴？

无论是大自然，还是人体的生命活动，阴阳这两个方面都在此消彼长，人与自然界是不可分割的整体，应该顺应自然界的阴阳变化。四季之春温春生、夏热夏长、秋凉秋收、冬寒冬藏是一个连续变化的过程，周而复始。没有生长，就无所谓收藏，因此春夏养好了阳，秋冬才能更好地养阴。秋冬之时，万物敛藏，人体也应顺应自然，使精气内聚，明代医学家张景岳指出："有秋冬不能养阴者，以致春夏多患火证。"秋冬养好了阴，让身体能够收藏阴精、润养五脏，才能祛病延年，应该注意以下几个方面。

1. 睡眠调养　要有规律的作息生活，保证充足的睡眠，尽量避免熬夜，睡眠不足很容易损耗阴血，招来"火气"。秋天应该早点睡觉以避秋夜露寒而适应阴长，起床比春夏之时稍晚，顺应自然界之阴长。冬季则需要早睡晚起，以顺应冬季闭藏之气。

2. 饮食调养　要尽量控制辛辣刺激食物，避免烟酒等不良嗜好。应该适当饮水喝粥，及时补充阴液，防止口干唇燥和皮肤干枯。适宜进食滋养阴津的食物如梨子、百合、莲藕、荸荠等。

3. 精神调养　要控制不良情绪，避免发火动怒、悲伤低落。秋天应该使志意安逸宁静，以缓和秋季肃杀之气的刑罚；应当收敛神气，以应秋气的收敛清肃；志意不要受外界干扰，以使肺气清静，顺应秋季收敛之气以调养人体之"收气"。冬季则应该是志意伏匿，保持精神的安静，使神气内藏而不外露。

4. 运动调养　尽量不要剧烈运动，避免大汗淋漓耗伤阴津。可以适当吞咽唾液，古人认为唾液十分珍贵，不惜用"金律玉液"来称赞，可在起床前和临睡时，闭目静坐，用舌头抵舔上颚及上下牙齿，待唾液满口时，徐徐咽下，有助于保养阴津。还可以打打太极拳，练练八段锦等节奏舒缓、动作舒展的锻炼，可以调畅气机，促进经络气血运行，加强新陈代谢，从而调养身心、养阴护体。

5.按摩调养　可以按摩有滋阴作用的穴位，常用的滋阴穴位有三阴交、太溪和照海。三阴交为足三阴经（肝、脾、肾）交会穴，常按摩三阴交，可以滋养阴血，调补阴津。太溪为滋阴益肾的重要穴位。照海穴在《备急千金要方》中又称为"漏阴"，肾水在此气化蒸发如漏失一般，故名漏阴。人的肾水减少，会造成肾阴亏虚，继而引发虚火上炎，经常按摩照海穴能有效干预阴虚火旺之证。

养生必须法于阴阳，秋冬养阴并非贵阴而贱阳，春夏养阳亦非重阳而轻阴，因为阳气是机体生命活动的原动力，阴液是生命的物质基础，正如张介宾提出的"善补阳者，必于阴中求阳，则阳得阴助而生化无穷；善补阴者，必于阳中求阴，则阴得阳升而泉源不竭。"因此，春夏养阳应注意不要伤及阴液，秋冬养阴注意不要耗损阳气，四季都应注意顾护阳气和阴液，顺应自然阴阳消长的规律，实现人体的阴阳平衡，从而达到形与神俱，无病到天年。

七、药浴为什么能够健体？

药浴疗法是中华民族医药文化中的瑰宝，屈原的《云中君》有"浴兰汤兮沐芳华"这样的诗句，其弟子宋玉在《神女赋》中亦说："沐兰泽，含若芳。"其中所言的"兰"指的是佩兰，其气味芬芳馥郁，有解暑祛湿、芳香化浊的功效。我国自周朝开始，就流行香汤浴，香汤就是用中药佩兰煎的药水。由此看来，中药洗浴的历史非常悠久。从清代开始，药浴就作为一种防病治病的有效方法受到中医的推崇。

药浴是中医的外治法之一，就是用药液或含有药液的水洗浴全身或局部的一种方法。通过沐浴的给药方法，使中药透过皮肤、孔窍、腧穴等部位的直接吸收，进入经络血脉，输布全身而发挥其作用。药浴可起到疏通经络、活血化瘀、祛风散寒、清热解毒、消肿止痛、调整阴阳、协调脏腑、通行气血、濡养全身等养生功效。古人将药浴疗法分得非常细，有洗、沐、浴、浸、渍、浇、喷、溻、灌等九类，广泛应用于内、外、妇、儿各科之疾。现代药理也发现，药浴后能提高人体血液中免疫球蛋白的含量，增强肌肤的弹性和活力。因此，通过药浴，能激发人的自身调节作用，增强人的免疫力，提高抵御疾病的能力，调整脏腑的阴阳平衡，可以达到强身健体、祛病延年的功效。

在进行药浴的时候，需要注意水温适中，避免烫伤。浴处宜暖而避风，沐浴时要注意保暖，避免感受风寒，洗浴完毕马上拭干皮肤。正如《老老恒言》提醒："浴后当风，腠理开，风易感，感而即发，仅在皮毛则为寒热，积久入里患甚大，故风来宜避，浴后尤宜避。"

八、中医饮食养生的原则有哪些？

人类的生存繁衍，离不开饮食的滋养，饮食提供给人体生存的基本营养物质，以维持正常的生命活动，诚如李时珍所言："饮食者，人之命脉也"。古人非常注重饮食养生之道，通过不断的探索和实践，传授给后人许多的饮食养生的经验，逐步形成了一套饮食养生的规律和原则。

1. 均衡饮食　单一的食物不能满足健康的需求，人体的健康需要多种营养素的滋养，《黄帝内经》提出的"五谷为养，五果为助，五畜为益，五菜为充"的饮食原则，与现代营养学理论不谋而合，人体所必需的营养物质蛋白质、碳水化合物、脂肪、矿物质、水、纤维素、维生素等应该全面摄取，合理的饮食结构能够使人体得到均衡全面的营养补充，有利于健康。

2. 因时制宜　中医认为人的生命节律与自然界的节律

息息相通，人的饮食首先应顺应自然的阴阳消长规律。一天二十四小时之中，中午阳气最盛，中午前阳气逐步上升，过了中午太阳西下，阳气逐渐衰少，即古人云"日中而阳气隆，日西而阳气虚"，因此，人们的饮食也应符合阳气盛衰的变化规律，按时进行一日三餐。"一早饭可饱，午后即宜少食，至晚更必空虚"。一天中的食量应尽量安排在午前进食，如早餐和中餐，午后就要少吃点，睡前更不应该太饱或进食难消化的东西。晚上即使吃，也要吃容易消化吸收的饮食。而且四季的交替阴阳之气也在不断消长，根据季节的交替也需要进行适当的饮食调整，春夏季节属阳，不可过于贪凉，进食太多生冷之物，以免伤及人体阳气；秋冬季节属阴，不过食温燥之物，以免损及人体阴液。中医认为每种食物有自身的气和味，与其特定的生长季节息息相关，进食当季生长而成的食物，有利于人们适应这一节令的气候环境，正如孙思邈指出："春省酸增甘养脾气，夏省苦增辛养肺气，长夏省甘增咸以养肾气，秋省辛增酸养肝气，冬省咸增苦以养心气。"通过调节食物的五味来适应季节的变化，忽思慧提出"春气温宜多食麦以凉之，夏气热，宜食菽以寒之，秋气燥，宜食麻以润之，冬气寒，宜食黍，以热性治其寒"，应根据春温夏热、秋凉冬寒的季节特点，选择进食不同的食物来适应四时寒热温凉的变化。而今随着不断加快的生活节奏，人们的饮食时间没有了规律，甚至很多人不吃早餐，经常熬夜加餐，这与古人"食其时"的饮食养生原则相悖，打乱了人体阴阳平衡关系，则容易导致疾病的发生。

3. 因地制宜　由于地域的差异，环境气候不同，南北的饮食习惯有一定的差异，俗话说"一方水土养育一方人"，通过食用本地土生土长的食物，有利于人们更好地适应本土环境。同样的一种食物材料，只要一离开本地气候和土壤等生长环境，该食物的性味和成分就会发生改变，食物到人们食用的距离越远，存在的问题就越多，风险也越大。进食外地成长的食物有可能会降低该食物的养生价值，甚至可能引起食物过敏，不能达到好的养生效果。

4. 因人制宜　由于人的体质、年龄、性别等差异，食养需要因人而异。中医认为"食定无味，适者为珍"，也就是说，只有选择适合个人体质的食材才最养人。寒性体质者应该多食温热性质的饮食，热性体质者应进食寒凉的食物。不同年龄阶段的人，精气的盛衰不同，生理特点各有不同，饮食选择也有所不同，如老人脏腑虚弱，饮食上宜清淡为主，食宜暖、宜软、宜缓，禁油腻、坚硬、生冷之品等。

5. 药食同源　日常生活中不乏防治疾病和养生功效的饮食材料，如芝麻、蜂蜜、大枣、莲子、山药、百合、桂圆、柑橘、梨子、苹果、青果等。高濂的《养老奉亲书》指出"凡老人有患，宜先食治，食治未愈，然后命药"。对于老年人应首选食疗，防病于未然尤为重要。孙思邈也指出药性强烈，犹若御兵，食疗能够悦神爽志、排邪安脏。药食同源的食用、食忌、食养、食疗等理念，民间老百姓已经自觉在运用，如冰糖蒸雪梨防治秋季干燥的咳嗽、煮熟苹果治疗腹泻、薏米粥治疗关节红肿疼痛等等，不胜枚举。

6. 饮食有节　历代医家都强调饮食应该饥饱适宜、寒温恰当，不食腐败变质的食物。如《灵枢·五味》曰："故谷不入，半日则气衰，一日则气少矣"，《素问·痹论》云："饮食自倍，肠胃乃伤。"晋代葛洪提出"养生之旨，食不过饱，饮不过多"，唐代孙思邈指出"不宜极饥而食，食不宜太饱，过饱则结积聚，不宜极渴而饮，饮不宜过多，饮过多则成痰"。龙遵叙在《饮食坤言》中亦云："多食之人有五苦：一是大便数，二是小便多，三是扰睡眠，四是身重不堪修业，五者多患食不消化，自滞苦际。"。

7. 饮食清淡　以"淡食"为原则，品赏食物之自然真味，这也是秉承了"饮食自然"的养生文化。自古就有"大味必淡"之说，高濂认为"人食多以五味杂之，未有知正味者，若淡食，则本自甘美，初不假外味也"，朱丹溪指出："人之饮食不出五味，味有出于天赋者，有成于人为者。天之所赋者，谷蔬菜果，自然冲和之味，有食之补阴之功，此《内经》之所谓味也。"饮食清淡是食养的重要原则之一。

中医的饮食养生原则蕴含着古人的智慧，还有古人的饭后忌卧、饭后摩腹、饭后缓行等理念已成为我们保健养生的常识，上述列举的饮食养生原则对健康有着非常重要的指导意义，值得现代人借鉴。

九、如何进行小儿饮食养生？

饮食养生是中医养生学重要的内容，对于处于生长发育期间的小儿尤为重要。小儿具有生机蓬勃、发育迅速的生理特点，对营养物质的需求量大，但由于小儿的五脏六腑娇弱柔嫩，生理功能不完善，饮食不慎，不仅影响营养物质的吸收，而且容易引起疾病，影响其生长发育。注意饮食养生，对于调节儿童体质的阴阳平衡，促进生长发育，减少疾病的发生都有重要的意义。

1. 婴儿提倡母乳喂养　古代医家倡导母乳喂养婴儿，认为母乳喂养有诸多益处。万密斋《幼科发挥》指出："盖乳者，血所化也"，曾世荣《活幼口议》论述："已诞之后，继时吻之以乳。乳者，敷养肌肤，百脉流和，三焦颐顺，身肢渐舒，骨力渐壮。三周所庇，一生为幸……凡人生子，究乳为上"，指出了母乳是婴儿最好的食物，喂养得当将为其一生的身体健康打下良好的基础。现代营养学研究认为，母乳所含有的各种成分易于被婴儿消化吸收，母乳中含有丰富的抗体和免疫细胞，有益于增强婴儿的免疫力。古代医家还提出了许多母乳喂养的方法，如孙思邈《备急千金方》说："凡乳母乳儿……如是十返五返，视儿饥饱节度，知一日中儿乳而足，以为常"，没有硬性规定喂奶的次数和剂量，要求根据婴儿的生理需要和消化能力来决定，采取个性化的喂养，因为每个人都是独一无二的，先贤的智慧还是值得借鉴。

2. 幼儿合理添加辅食　幼儿的乳牙逐渐长出来了，单纯的母乳喂养已不能完全满足其营养的需求，需要添加其他的饮食来补充生长发育对营养的需求。古人提出了这个阶段小儿的饮食要求。如《小儿病源方论》指出："养子若要无病，在乎摄养调和。吃热、吃软、吃少，则不病；吃冷、吃硬、吃多，则生病"，万密斋《万氏家藏育婴秘诀》提醒："小儿无知，见物即爱，岂能节之？节之者，父母也。父母不知，纵其所欲，如甜腻粑饼、瓜果生冷之类，无不与之，任其无度，以致生疾。虽曰爱之，其实害之。"因此需要注意添加辅食的品种和烹饪方式，当幼儿适应了一种食物后再添加另一种，幼儿的饮食应该细、软、烂、碎，不吃冷、硬及难以消化的食物，家长还要帮助幼儿培养良好的饮食习惯，不能随心所欲进食。

3. 营养搭配均衡　张介宾《景岳全书》告诫："小儿饮食有任意偏好者，无不致病"。全面而均衡的营养有利于小儿的生长发育，尤其是学龄儿童和青春发育期，合理的饮食搭配至关重要。应该做到不偏食、挑食，合理的吃零食，含有食品添加剂如人工色素、增香剂、甜味剂、苯甲酸、亚硝酸盐等饮食最好少吃或不吃，养成良好的饮食习惯。

4. 保护消化功能　健运脾胃对于小儿饮食养生非常重要，有了好的消化功能，营养物质才能很好地吸收，从而促进健康成长。如《杂病广要》说："脾不和则食不化，胃不和则不思食，脾胃不和则不思而且不化。"饮食忌暴饮暴食，适当控制饮食的量，勿恣意饮食，不宜过食肥甘、辛辣、黏腻之物，避免损伤脾胃。

以上主要是针对小儿的生理特点提出的食养要求，中医的饮食养生基本原则也都适宜小儿，在食养之中也需要遵循。

十、妊娠怎样调理饮食？

妊娠是女性特殊且重要的生理时期，大多数孕妇在早孕期都会有或轻或重的呕吐现象，随着胎儿逐月生长、发育，孕妈身体随之也会出现一系列相应变化，为了减轻孕妇的身体不适，迎接健康的新生命的到来，如果能通过饮食调理来解决这些问题，那该是件多么美妙的事情。由于饮食营养供给不足、饮食过多都会影响胎儿的健康发育，因此孕妇的合理饮食对孕妇和胎儿都是有益的。需要注意以下几个方面。

1.合理营养 徐之才《逐月养胎法》中对孕妇的食养提出"无大饥""无甚饱""节饮食""调五味"的原则和方法。妊娠早期饮食应该符合孕妇的口味，尽量诱人开胃，主要以促进孕妇的食欲和减轻呕吐为主；妊娠中期，胃纳渐增，进食增多，除以米、面为主食健脾益气外，还可适当增加一些动物肉类和鱼、蛋、奶等含蛋白高的食物，以补充营养，促进胎儿生长发育；妊娠后期常会出现水肿、便秘等现象，此时饮食"宜淡不宜咸"，鱼类是较好的选择，因鱼类多味甘，甘平居多，无大寒大热之弊，甘味多入脾经，脾为后天之本，气血生化之源，故鱼类多具有益气补血之功效，有的鱼还有减轻水肿的作用，如《食物本草》云"鳢鱼，利大小便，壅塞气，又主妊娠有水气"。还要多吃一些富含纤维素的通便食物，还需要根据孕妇的身体状况来调整食物。

2. 精心调配　在保证营养需要的前提下，食用易于消化的食物，减少因饮食不当产生的疾病。《女科切要》云"（妊娠）味宜凉而不宜热，食宜暖而不宜寒"。食物搭配上，以甘温益脾、甘咸补肾之品为主，如鸡肉、鸡蛋、鸡肝就是很好的食材。因为鸡肉性温、味甘，具有温中补脾、益气养血、补肾益精的作用，正如《饮膳正要》所云："味甘、温，无毒。主风寒湿痹，五缓六急，中恶，腹痛及伤折骨疼，安胎血，疗乳难"。鸡蛋，甘平，有滋阴、养血、安胎的作用，如《随息居饮食谱》所云"甘平，补血安胎，镇心清热。"当然，其他的肉类也可以选择，还应该搭配蔬菜水果等，讲究烹饪技巧，做到色香味俱全，保证孕妇愉快进食。

3. 禁止饮酒　酒为辛、甘、大热之品，有通血脉、温经散寒的作用。但妊娠期女性血聚以养胎，若饮酒则可能出现血热妄行，不利于胎儿的生长发育，甚至可能出现胎儿畸形、智力低下、流产等。因此，妊娠期女性不宜饮酒。除此之外，还应慎服苦寒滑利、辛辣刺激性食物，避免滑胎、早产。

4. 勿吃生食　《本草纲目》中称"鱼鲙肉生，损人尤甚，为癥瘕，为痼疾，为奇病，不可不知"。由此可知，生冷的食物损伤脾胃，气滞血凝，尤其是吃未熟的荤物有碍脾胃转化，可导致疾病的发生，对胎儿造成伤害，故怀孕期间避免食用生的海鲜，如牡蛎、生鱼片、生鱼寿司等。

《黄帝内经》告诫"妇人之生，有余于气，不足于血，以其月事，数脱于血也"。指出女性"数脱血"的月经生理，女性原本就有血气相对不足的生理特点，在妊娠期，阴血下聚冲任、胞宫以养胎元，胎儿生长、发育全赖妊母气血滋养，因此妊娠期间的饮食应该以补虚为原则，才能有益于孕妇和胎儿的健康。

十一、老人的饮食调养需注意什么？

老年人的生理功能日渐衰退，新陈代谢变慢，消化吸收能力及机体的抵抗力皆较前降低了，如果不注意营养的合理补充，不仅容易加快衰老的步伐，而且容易发生各种老年病。因此，老年人合理的饮食调养对于维护生命健康是非常重要的，老年人的饮食调养应注意以下几点。

1. 少食为宜　老年人脾胃功能减弱，运化能力相对较差，一旦吃得太饱则容易出现消化不良，可引起腹胀腹泻等胃肠疾患，还可能加重冠心病、肺心病的症状。少食则有助于脾胃运化以及营养物质的吸收，诚如《老老恒言》云："宁少勿多""凡食总以少为有益，脾易磨运，乃化精液，否则极补之物，多食反至受伤，故曰少食以安脾也"。如果容易饥饿，则可以稍加点餐，比一顿吃太饱要好些，正如《抱朴子》所言："食欲数而少，不欲顿而多。"

2. 宁热勿冷　饮食应温热适宜，既不要过热，也不应过凉，食物过热易损伤食道及胃粘膜，生冷食物可伤及脾胃阳气，引起疾病。老年人阳气衰减，不仅生冷的食物不宜，而且对于不容易消化的食物也不宜。如元代李鹏飞《三元参赞延寿书》告诫："食无生冷、坚韧、焦燥、粘滑"否则可致"微伤即飧泄，重伤即霍乱吐利……戒忌生冷，免有腹脏之疾也"。

3. 食易清淡　肥甘厚味之物，如肥肉、动物的内脏、甜食、油煎炸等食物可加重脾胃负担，易造成老年肥胖症，引发高血压、冠心病、糖尿病等。过咸的饮食，可加重心脏、肾脏的负担，进而影响心肾功能。

4. 进食宜忌　保持进餐环境整洁、安静、舒适、安全。将食物、餐具等放于老年人容易拿到的位置。进食速度要慢，细嚼慢咽。进食时不要和他人谈笑，以免分散注意力，影响吞咽发生呛咳。饭后稍动，"可运动徐行纳百余步"。饭后宜清洁口腔，"漱口数过，齿不龋，口不臭"。

老年人注意饮食调养，对防治疾病、延年益寿有重要的意义。

十二、传统的运动养生有哪些？

"生命在于运动"是众所周知的常识，适量的运动不仅可以疏通筋骨、畅达经络、调和脏腑，还能促进人体身心健康，使人延年益寿。运动养生就是通过适量的运动来调养生息、保养生命的方法，古人称之为"动形"，历代医家都非常重视运动对健康的维护作用，而且还编创了许多功法传承下来了。那么传统的运动养生到底有哪些呢？

早在《吕氏春秋·古乐篇》中就有记载："昔陶唐之始，阴多滞伏而湛积，水道雍塞，不行其源，民气郁阏而滞着，筋骨瑟缩而不达，故作舞以宣之。"此处的"舞"本意是舞动身体、鸣奏鼓乐、呼喊发力，却在此过程中自然起到了活力筋骨、排解抑郁的作用。可以说原始的"舞"便是传统运动的萌发，是后世"导引术"产生的源泉。而导引术作为中国古代养生保健和医疗方法，因其能使脏腑经络气血调和、肢体柔软灵便，而一直受到众医家的倡导。长沙马王堆汉墓出土的《导引图》中绘有40余种导引姿势图像。导，指导气，是通过调节呼吸、吐故纳新而养生防病；引，指引体，是通过肢体运动而增强体质，可见导引术就是运用肢体运动结合呼吸调节，并融入医学理论，并不断发展而成的传统健身方式。由此可见，传统的运动养生涵盖了人们的一言一行，一呼一吸，甚至是一动一静，正所谓"动以养形，静以养神"，只有动静结合，才能形神相应。《黄帝内经》中记载的运动养生方法主要有散步、导引、按跷、吐纳、冥想等，后世医家在此基础之上，结合中医阴阳、五行、藏象、经络等理论，进一步形成了更加系统规范的养生保健运动，如古代著名医家华佗根据鸟兽动作编创的健身功法"五禽戏"，以中国古代阴阳五行学说为指导思想的"八段锦"，以及以中国传统哲学理论阴阳辨证为核心思想的"太极拳""易筋经"等。

传统功法是我国特有的一种健身术，是中医文化的一个重要分支，在运动养生中占有重要的地位，在练习这些传统功法时，应根据年龄、性别、体质、起居环境、生活习惯以及季节的变化来选择适宜的运动，需要量体裁衣，选择适合自己的功法进行锻炼，还应在运动前做好热身准备，避免在运动中受伤，且不能过度和过量，避免大量出汗。因人、因地、因时的个体化选择运动功法和运动方式，才能真正起到养生保健的作用。

十三、五禽戏是什么功法？

作为一种传统的健身方法，五禽戏是中国民间广为流传的、也是流传时间最长的健身方法之一，发展至今形成了许多流派，是中国重要的传统体育保健方法，2011年"五禽戏"被正式列入国家级非物质文化遗产名录。"五禽戏"依据中医阴阳、五行、藏象、经络等理论，体现了中医养生思想，并总结了前人模仿鸟兽动作以锻炼身体的功法，通过学习动物的动作、形态达到撑筋拔骨、舒经活络、调气安神、怡情养生的目的，成为世界上第一套医疗保健体操。传说"五禽戏"是由中国古代名医华佗所创，史书中记载到，华佗被曹操杀害时已有一百多岁，但他牙齿坚固，头发乌黑，而且听力也很好，身体像中年人一样健康，后人把这样神奇的事情归功于华佗长期运用自己发明的"五禽戏"达到健身强体的效果。

　　五禽之戏，一为虎、二为鹿、三为熊、四为猿、五为鸟，蕴含五禽神韵，不仅能锻炼肢体，同时注重内气运行，意念导引来调整身心。"五禽戏"所模仿的五种动物的动作特点各不相同：虎之威猛、鹿之安舒、熊之沉稳、猿之灵巧、鸟之轻捷，各具特点的动作，也使得功效各有所长。例如：虎戏中的"虎扑"，动作要领为屈膝下蹲，收腹含胸，挺膝送髋，后仰，使脊柱形成由折叠到展开，该动作增加了脊柱各关节的柔韧性和伸展度，能牵动任督两脉起到调理阴阳、疏通经络、活跃气血的作用；鹿戏的"鹿抵"，动作要领为身体左转，两掌成"鹿角"，左臂弯曲外展平伸，肘抵靠左腰侧，其中靠左腰侧相当于按摩左肾部，中医认为肾为气之根，主纳气，有助于使肺吸入清气并保持一定的深度，故摩擦肾脏部位，除能直接增强腰部的肌肉力量，防治腰部的脂肪沉积，防治腰椎小关节紊乱外，还有助于调节人体呼吸，改善气喘、气促等症状；熊戏中的"熊运"，动作要领为两熊掌在腹前划弧，腰腹部同步摇晃，运动时要求引导内气运行，可加强脾、胃的运化功能，该动作对消化器官进行体内按摩，可防治消化不良、腹胀纳呆、便秘腹泻等症；猿戏的"猿提"中，"猿钩"的快速变化，意在增强神经－肌肉反应的灵敏性，两掌上提式，缩项，耸肩，团胸吸气，挤压胸脏和颈部血管，两掌下按时，伸颈，沉肩松腹，扩大胸腔体积，这样可加强呼吸，按摩五脏，改善脑部供血；鸟戏的"鸟飞"，动作要领为右腿伸直独立，左腿屈膝提起，小腿自然下垂，脚尖朝下，同时两掌成展翅状，在体侧平举向上，该动作两臂的上下运动可改变胸腔容积，若配合呼吸运动可起到按摩心肺作用，增强血氧交换能力；提膝独立，可提高人体平衡能力。

　　练习"五禽戏"时讲究"调心"的重要性，练习前需尽量排除杂念，保持平和的心态，例如："五禽戏"要求舌头抵住上颚，这种练习的方法相当于有氧运动，配合深呼吸，能直接按摩心脏，有助于放松身心。在练习时，应使自己进入"五禽"的意境中，"虎戏"时，要意想自己是深山中的猛虎，伸展肢体，抓捕食物；练"鹿戏"时，要意想自己是原野上的梅花鹿，众鹿戏抵，伸足迈步；练熊戏时，要意想自己是山里中的黑熊，转腰运腹，自由漫行；练猿戏时，要意想自己是置身于花果山中的灵猴，活泼灵巧，摘桃献果；练鸟戏时，要意想自己是江边仙鹤，伸筋拔骨，展翅飞翔。此外在练习时应注意做到顺乎自然、调于四时，注意呼吸吐纳、择优环境，最好早晨在户外空气清新的地方练习五禽戏，通过吐故纳新、调气调心，肢体运动，健体健心，气血流通，旺盛生机。在练习时，应循序渐进、因人而异，五种功法虽各有侧重，但同时又是一个整体，根据自己的身体状况，既可分而行之，也可系统练习，还可以配合功法音乐，动静结合，形神相兼，能起到很好的肢体锻炼和修身养性的功效。

华佗开创了"运动强身"与医学相结合的先河，他发明的五禽戏是运用医学知识研究出既能够防病治病，又能够"运动强身"的方法，不仅可以增强体质、延年益寿，而且防病治病效果明显，至今"五禽戏"仍是中医类大学中"传统保健体育课"的内容之一，也是针灸推拿专业学生必修必练的功法。

十四、八段锦为何受到推崇？

八段锦是中国古代著名的气功导引术，自宋元以来就广为流传，影响深远，由于动作简单，易学易记，深受广大民众喜爱和推崇，2003年成为国家体育总局健身气功管理中心引导群众锻炼的四套健身气功功法之一。

八段锦最早见于北宋洪迈的《夷坚志》，其文曰："政和七年（1117），李似矩为起居郎。……似矩素于色简薄，多独止于外舍，仿方士熊经鸟伸之术，得之甚喜。……尝以夜半时起坐，嘘吸按摩，行所谓八段锦者。"并称为"长生安乐法"。后世流派很多，主要分为站式与坐式两大类，南清光绪初期有人用七言歌诀总结了站式八段锦的动作要领，即"双手托天理三焦，左右开弓似射雕，调理脾胃须单举，五劳七伤往后瞧，摇头摆尾去心火，背后七颠百病消，攒拳怒目增气力，双手攀足固肾腰"，其功法特点是"动中求静"，肢体的运动与意念的宁静合而为一。以前四式为例，第一式"双手托天理三焦"，该动作可使上焦通、中焦活、下焦稳，五脏六腑通于经络，同时得到调理，也是一种暖身准备运动，为后面的动作做铺垫。第二式"左右开弓似射雕"，该动作展肩扩胸，可刺激督脉和背部俞穴，同时刺激手三阴三阳经等，可调节手太阴肺经的经脉之气，对于肺气虚弱的患者有良好的调节作用。第三式"调理脾胃须单举"的动作看似简单，即左右上肢交替上举，然而这个简单的动作能够健脾和胃，脾胃为五脏六腑之"交通枢纽"，能带动其他脏腑的气机升降，并将摄入的水谷转化为精微滋养全身，此外脾在志为思，该动作还对维持正常的精神思维活动有重要作用。第四式"五劳七伤往后瞧"，五劳是指心、肝、脾、肺、肾，因劳逸不当，活动失调引起的五脏受损，七伤指喜、怒、忧、思、悲、恐、惊等情绪对内脏的伤害，由于精神活动处于过度紧张状态，造成机体紊乱，气血失调，从而导致脏腑功能受损，该动作可调畅气机、行气活血，使肝的疏泄功能正常，对于心情抑郁、急躁易怒者有很好的调理作用。由此可知，"八段锦"中的"八"字不光指八个动作，也寓意着其功法有多种要素，相互制约，相互联系，循环运转，而古人又把这套动作比作美丽多彩的锦缎，以表示这套功法编排精致，体现其动作优美，祛病健身的良好效果。现代研究表明，练习八段锦能够促进人体新陈代谢，对人体神经系统、心血管系统、消化系统、呼吸系统及运动器官有良好的调节作用。

练习八段锦时，要求"神形相合，气寓其中"，即整套动作要达到意动形随、神形兼备，要保持心态平和，祛除杂念，可以明显提高锻炼者的注意力，对其精神活动和精神意志也有较好的锻炼和调节作用。还应做到松紧有度，有利于平衡阴阳、疏通经络，"松"指练习时使肌肉、神经系统、脏器得到放松；"紧"是指在八段锦的每个动作的衔接过程中要适当用力，如"双手托天理三焦"的上托，"左右弯弓似射雕"的马步拉弓，"五劳七伤往后瞧"地转头旋臂，"背后七颠百病消"的脚趾抓地与提肛等，练习这些招式都需要做到松紧结合。久练八段锦可以起到柔筋健骨、养气壮力、行气活血、协调五脏六腑的作用，能够增强体魄，祛病延年。

十五、太极运动有何益处？

太极是我国传统文化的一颗璀璨明珠，体现了中国传统哲学的重要思想，集儒学、道学、佛学、生理学、美学及武学等思想于一身。在太极文化的影响下，武术家以阴阳哲学的原理创编出太极拳、太极剑、太极功夫扇等健身体操，通过练习太极以达到疏通经络、缓解压力、增强体质、养生保健的目的。武者皆知"太极天天走，活到九十九"的谚语。太极运动发展至今已是一种具有医疗色彩的体育项目，那么打太极到底有何益处呢？

太极运动是以太极阴阳互变为理论根据的大脑支配下的意气运动。它理精法密，条理缕析，具有调阴阳、和气血、通经络、平心志之功能。现代医学研究表明，太极运动具有延年益寿的养生功效，主要体现在以下几个方面。第一，太极运动属于有氧运动，能强化肺部组织的收缩力度，促进二氧化碳的代谢，对心血管疾病有显著的预防和治疗效果。第二，练习太极时，要求身心俱静、排除杂念，使得大脑的供血与思维的灵活度得到提高，能够消除紧张情绪，缓解心理压力。第三，太极的动作柔和，动静疾徐、刚柔相济可增强腰部、背部等位置韧带的灵活性，预防脊柱畸形，对骨骼、肌肉及关节活动也起到保健作用。此外，打太极可以使性格消极者通过交流变得豁达，使性格浮躁者通过练习变得沉稳。持之以恒的练习也是对人的意志力的锻炼，长年累月坚持练习太极拳的人往往具备良好的耐心和坚忍不拔的毅力。长期进行太极运动，能提高大脑皮层的兴奋和抑制能力，提高内分泌的动态平衡能力，提高身心对身体内外环境的适应能力，提高呼吸系统功能，增强心血管循环系统功能，改善消化系统及泌尿系统功能，有效防治肥胖症、高血压、高血脂、高血糖、前列腺炎等疾病，对于促进青少年的身心健康成长发育、中年人的强身保健、老年人的延缓衰老都有益处。因此，太极拳也得到了美国 NIH（国家健康研究院）旗下的自然疗法学会的认可，肯定了太极拳部分健身功效超过了瑜伽。

太极运动的形式有导引、吐纳、自我按摩、太极拳、太极剑等功法，流派很多，南北各不相同，如以太极拳为例，太极拳始于武当太极一代宗师张三丰，所创编的原式太极拳，动作朴实无华，是一套内外兼修、刚柔相济、阴阳互助的传统武术。之后太极拳又发展为陈氏、杨氏、孙氏等许多流派，但无论哪个流派的太极拳，其共同特点都是要求眼到手到、手眼相随、步随身行、上下照应、意领身随，一气呵成，给人一种行如流水、舒展柔软、轻灵圆滑、连绵不绝的和谐之美。太极拳的动作，要求上下相随、虚实分明，都融汇在对立统一的整体和谐规律中。

太极运动老少皆宜，在进行太极运动时，需要做到调身、调息、调心，即动作柔缓流畅，呼吸自然规律，精神轻松自在，并且动作、呼吸、意念相合，以气运身，用意行气，开合转换，以达到内外合一的境界，这样才能使人体的五脏平和，阴阳协调，进而增强体质，提高生命的质量。

十六、胎教重要吗？

胎教是为了促进胎儿的健康发育成长，同时确保孕妇能够顺利地渡过孕产期所采取的精神、饮食、环境、劳逸等各方面的保健措施，也就是在妊娠期间给孕妇创造一个良好的心态和孕育环境，促使胎儿正常发育和优生，以提高人口先天素质的方法。随着人们生活水平的提高，国家大力提倡优生优育，当今又兴起和重视胎教之风，但追溯其源流，我国提倡胎教的历史已经非常悠久，其中倡导的胎教观念也值得现代人借鉴。

我国周朝的太任王后妊娠期间刻苦修炼，最终生下了聪明而又仁慈的周文王，太任怀周文王时胎教的事例，被后世奉为胎教典范。据《列女传》中记载："周后妃任（孕）成王于身，立而不跛，坐而不差，独处而不倨，虽怒而不詈（骂），胎教之谓也"，西汉贾谊的《新书》亦云"周后妃任成王于身，立而不跛，坐而不差，笑而不喧，独处而不倨，虽怒而不骂，胎教之谓也"，意思是说，周文王的母亲怀孕时，站有站的样子，坐有坐的样子，站和坐的时候都注意身子不歪斜，笑时不放声喧哗，一个人独处时也不懈怠放任，生气时也不骂人，孕妇举止端庄的行为能够对胎儿有良好的影响。

祖国医学对胎教的论述历史悠久，在《黄帝内经》中即有"胎病"的论述，北齐徐之才《逐月养胎法》、隋朝巢元方《诸病源侯论》及唐代孙思邈《千金要方》都对胎教作了详细的论述，受到后世医家的重视和推崇。如妊娠一月时，要求孕妇不做费力气的事，睡觉时要保持环境安静，不受惊扰；二月时，要居处安静的环境中，并要禁止房事；三月时，不可以悲哀思虑，不可以惊动；四月时，应该身体安和，心情愉快；五月，睡觉要起得晚，保持衣物和身体洁净；六月时，要做轻微的体力活动；七月时，要多做劳身摇肢的活动，使气血运动；八月时，要心平气和注意养护；九月时，要宽衣缓带，平静地等待生产。美国生殖医学专家托马斯研究发现，6个月的胎儿大脑细胞的数目已接近成人，各种感觉器官趋于完善，对母体内外的刺激都能够做出一定的反应，为胎教提供了客观依据。现代医学研究发现，孕妇的营养、情绪、行为等等一举一动都能影响胎儿，例如孕妇经常听柔和的音乐，孩子出生后对音乐的节奏感更强。

"胎教之道，书之玉版，藏之金匮，置之宗庙，以为后世戒"，已经明确提出了胎教的重要性。因为母亲身心健康，才能孕育出来强壮聪慧的后代。

十七、怎样避免面瘫?

面瘫，旧有"口僻""口眼㖞斜""吊线风"等称谓，现代医学称之为"特发性面神经麻痹"，亦称为"面神经炎"或贝尔麻痹，是因茎乳孔内面神经非特异炎症所致。主要表现为面部表情肌瘫痪，额纹消失，不能皱额蹙眉，眼睑不能闭合或闭合不全，鼻唇沟变浅，口角下垂，露齿时口角歪向健侧，不能完成鼓腮、吹口哨的动作。一副这样的尊容，旁人看来感觉可笑，但患者往往痛苦不堪。该如何避免发生面瘫呢？

古代医家对本病早有认识，如《灵枢·百病始生》云："此必因虚邪之风，与其身形，两虚相得，乃客其形。"《诸病源候论·偏风口㖞候》"偏风口㖞是体虚受风，风入于夹口之筋也。足阳明之筋，上夹于口，其筋偏虚，而风因乘之，使其经筋急而不调，故令口㖞僻也"，面瘫的发病与正气不足加上外感风邪，致使面部经脉气血阻滞，筋脉失养有关，现代医学证实，本病的发生与面部受冷、病毒感染、自主神经不稳导致面神经营养血管收缩缺血所致。

既然古今中外的医生都认为发病与自身抵抗力下降，加上面部受风寒有关，因此为了避免发生面瘫的发病，就应该避免受凉、受湿、吹风、疲劳。很多患者因为连续熬夜、操劳又洗澡洗头，马上睡觉，一觉醒来后，就发现自己的面容可憎；有的中学生本来功课负担就重，午睡时，贪凉，电风扇、空调对着自己吹，打个盹起来后就面瘫了。如果得了面瘫，还不注意休息和保暖，我行我素，则面瘫持续时间越长，预后越差。

为了避免发生面瘫，应该注意避风寒、慎起居、忌劳累，保持室内温湿度适中，不宜贪凉，经常进行面部按摩及面部表情肌的锻炼，注意加强身体锻炼，增强体质。一旦罹患了面瘫，需要及时治疗，一般预后较好。

十八、怎样预防"悲秋"？

尽管"燥"为秋季的主气，秋天里往往感觉鼻咽干燥，口唇起皮甚至干裂，头皮屑增多，皮肤紧绷甚至干燥脱屑，大便干燥难解等，这是由于"燥胜则干"——秋燥损伤了肺的津液所造成的影响。而且秋天落叶纷飞，凄风惨雨，这种肃杀秋气更容易引起情绪改变，除了烦躁易怒、失眠健忘外，容易情绪低落，兴趣热情下降，甚至出现抑郁悲伤，特别是老年人易产生垂暮之感，诱发消极情绪，严重者，终日郁郁寡欢，少语懒言，很容易患上抑郁症，这就是所谓的"悲秋"。正如诗人杜甫在秋天里悲情的感慨"万里悲秋常作客，百年多病独登台。"

为什么秋季里容易令人伤感呢？中医认为"天人相应"，简而言之，人的身体和心理会随着大自然季节的改变而发生相应的变化，人体的五脏六腑、七情六欲与五行学说和四季变化存在着对应的关系。五脏中的"肺"属金，七情中的"悲"属金，四季中的"秋"也属金。因此在秋天，尤其是秋雨连绵的日子里，人们除了容易"秋燥"，有时也容易产生伤感的情绪。现代医学研究发现，在人的大脑中，有个松果体的腺体，分泌一种"褪黑激素"。这种激素能诱人入睡，还可使人消沉抑郁，还有调节人体内其他激素（如甲状腺素、肾上腺素）的作用。而阳光可使褪黑激素分泌量减少，而秋凉以后，天空常常是阴沉沉的，阳光少而且弱，松果体分泌的"褪黑激素"相对增多，使甲状腺素、肾上腺素受到抑制，生理浓度相对降低。而甲状腺素和肾上腺素等又是唤起细胞工作的激素，它们若相对减少，就使细胞变得"懒散"，人们也因此而情绪低落，多愁善感了。如果悲伤情绪持续则会削弱人体的免疫功能，使人易患消化系统疾病、心血管疾病、肿瘤等疾病，严重的悲伤甚至可致猝死。因此，必须采取积极的措施调节和应对"悲秋"。

预防"悲秋"，中医认为最根本的是要调和心肺、顾护人体的阴津和调整情绪。可以从以下几个方面着手：一要早睡早起，早睡以顺应阴精的收藏，可以避免秋天肃杀之气，早起以舒达阳气，可以振奋精神，有助于肺气舒展；二要适当进食滋阴润燥的食物，如梨、银耳、芝麻、核桃、豆浆、蜂蜜、藕、菠菜、鱼类等，可以起到滋阴润肺的作用；三是避免辛味食物过多，如：葱、姜、蒜、韭菜、辣椒等，否则会使肺气更加旺盛，进而会伤及肝气，还会耗损阴津；四要多喝粥，秋天早晨多喝粥，既可健脾养胃，又可带来一天的神清气爽；五要喝些健身汤，可以选择渗湿健脾、滋阴润燥的中药或食物来煲汤喝，如：百合冬瓜汤、莲子百合汤、赤豆鲫鱼汤等；六要登高望远，可以舒展人的阳气。运动能改善不良情绪是不容置疑的，这是因为爬山可以促进毛细血管功能，能使肺通气量和肺活量增加，血液循环增强，望远使人视野开阔，感觉身心舒畅愉快，而且户外运动能够接受更多的阳光照射，可转移低落情绪；七要笑口常开，经常笑，不但能保养肺气，还可以驱除抑郁、消除疲劳、解除胸闷、恢复体力；八要注意心理调适，保持积极乐观的情绪，以一颗平常心看待自然界的变化，保持内心宁静。还可采取琴棋书画"移情法"，吴师机的《理瀹骈文》指出："七情之病也，看书解闷，听曲消愁，有胜于服药者矣。"因此，当处于"秋风秋雨秋愁时"，可以看看书，涂涂鸦，听听曲，跳跳舞，这样，苦闷悲伤的情绪也会随之远遁。

十九、怎样注意房事养生？

房事即性生活，是我国古代非常重视的养生内容，夫妻间行房事，顺应自然，合乎法规，讲究科学的方法，既能使双方得到性的满足，增进感情，更重要的是有助于彼此的身心健康，延年益寿。诚如元代李鹏飞《三元延寿参赞书》所云："男女居室，人之大伦，独阳不生，独阴不成，人道有不可废者"。《玉房秘诀》中亦谓："男女相成，犹天地相生，天地得交令之道，故无终竟之限。人失交接之道，故有夭折之渐，能避渐伤之事而得阴阳之道也"。由此可见，房室生活本乎自然之道，这是养生延寿的重要内容之一，是健康长寿的基础，应该注意以下几点。

1. 饮食注意 中医认为"嗜食醇酒厚味，酿生湿热，流注下焦，扰动精室，则遗精。嗜食辣肥甘，损伤脾胃，运化失常，湿热下注致阳事不举"，这里的遗精、阳事不举均是饮食不当所产生的性功能障碍，如肥甘厚味、太咸、寒凉的食物皆不宜，而且偏食造成营养不均衡，也可以影响卵子与精子的质量，如现代研究发现，若平时不喜欢吃含锌丰富的食物，机体含锌量不足，可导致性功能下降，甚至不育。

2. 房事之忌 马王堆三号汉墓出土的竹简医书《天下至道谈》对于房事的禁忌说得很清楚，把不利于身心健康的性生活总结为"七损"，即："一曰闭，二曰泄，三曰竭，四曰勿，五曰烦，六曰绝，七曰费。"意思是，性交时阴茎疼痛，精道不通，甚至无精可泻，这叫"闭"，为"一损"；性交时大汗淋漓不止，阳气外泄，这叫"泄"，为"二损"；性生活无度不加节制，徒使精液虚耗，称为"竭"，为"三损"；疲惫时交合，可致阳痿不举，故叫"勿"，为"四损"；性交时呼吸急促，气喘吁吁，心中懊恼，神昏意乱，这就叫"烦"，为"五损"。"六损"是说在女方根本没有性冲动或性要求时，男方性情急躁，不善于等待，甚至态度粗暴，强行交合，这样的性生活自然极不协调，将会给女方带来很大痛苦，不仅损害其身心健康，还会影响胎孕的优劣，给下一代造成危害，因而叫"绝"，意即陷入绝境。"七损"是指交接时急速图快，滥施泻泄，徒然耗散精气而已，所以叫作"费"。古人提出的房事禁忌值得现代人借鉴。

3. **房事之宜** 《黄帝内经》云："能知七损八益，则二者可调，不知用此，则早衰之节也。"这说明理解和掌握房事的"七损八益"，对于延缓衰老的重要性。《天下至道谈》谈到了人的性与性功能保养的问题，不仅比较具体谈到"七损"，而且指出了和谐的性生活有益于身心健康的"八益"。即"一曰治气，二曰致沫，三曰知时，四曰蓄气，五曰和沫，六曰窃气，七曰待赢，八曰定顷。"其中，"一益"指的是，性交之前应先练气功导引，导气运行，使周身气血流畅，故称为"治气"；"二益"是说舌下含津液，不时吞服，可滋补身体，而且阴液润滑，亦为交合之所不可少者，这些都叫作"治沫"；"三益"是说要善于掌握交合的时机，这就叫作"知时"；"四益"即蓄养精气，做到持久而使精液不早泻；"五益"是指上吞唾液，不含阳液，双方在交合中非常协调；"六益"是说交合适可而止，不可精疲力竭，以便积蓄精气；"七益"是说交合之时留有余地，保持精气充盈，做到不伤元气；"八益"是说两性交合时，男方不要恋欢不止，防止损伤肾精，久而久之则可发生头晕目眩而倾倒之意。书中还指出："气有八益，有七损。不能用八益去七损，则行年四十而有阴气自半也，五十而起居衰，六十而耳目不聪明，七十下枯上竭，阴气不用，深泣留出。令之复壮有道，去七损以抵其病，用八益以补其气，是故老者复壮，壮不衰。"这些论述虽然朴实，但有益保持精气，也有利性生活的和谐。

正常的性生活是人类天性之需，是生理和生活情趣上不可缺少的，但是房事过度，恣意妄为，甚至滥交，不仅不利身心健康，还容易染上性病，不可"纵欲贪欢"，使肾精耗竭而容易衰亡，不可不慎。

二十、治未病是何意?

当今兴起"治未病"之风,老百姓以为是医界为了谋取利益而炒作的概念,以为是没有得病就需要花钱来医院检查治疗,这实在是误会太深,产生了歧义,有必要说清楚这个问题。

治未病的概念由来已久,是在中国古代趋吉避凶的防患观念指导下产生的,出自于《黄帝内经》,如"圣人不治已病治未病,不治已乱治未乱","上工治未病","上工救其萌芽"等等,古人非常崇尚"治未病",认为能够"治未病"的医生是最高明的医生"上工"。古代医家扁鹊回答魏文侯的提问:"子昆弟三人其孰最善为医?"时说:"长兄最善,中兄次之,扁鹊最为下",因为"长兄于病视神,未有形而除之,故名不出于家。中兄治病,其在毫毛,故名不出于闾。若扁鹊者,镵血脉,投毒药,副肌肤,闲而名出闻于诸侯",与今人认为能够救治危重急症的医生是最高明的理念相去甚远。可见古人崇尚的"治未病"就是先进的预防思想,预防就是在认识宇宙万物变化规律基础上的防患于未然之意,这一观念不仅突破了医学本身的社会价值,而且彰显出了大医之道的终极价值。

"未病"不仅是没有疾病的健康状态,而且是健康时疾病未发生状态,也是疾病萌芽尚未形成的阶段,还包括疾病过程中未传变阶段,病愈后疾病未复发阶段,具有广泛的含义。因此,"治未病"的这种防患于未然之预防观包括对健康的调养,消除疾病于萌芽、隐匿状态,防治疾病恶化以及疾病痊愈后的复发等诸多方面。疾病虽然是遗传、饮食、环境、卫生条件、心理、经济状况等多因素作用的结果,但疾病的发生与人的生活方式息息相关。世界卫生组织(WHO)在一项全球性调查显示,真正健康的人仅仅占5%,患有疾病的人占20%，而介于健康与疾病之间的人群占到了75%，WHO在《维多利亚宣言》中提出："合理膳食、适量运动、戒烟限酒、心理平衡"是解决健康问题和延年益寿的四大基石。因此，绝大多数人是可以通过良好的生活方式来保持健康体魄的。

重申"治未病"中医学的防治思想，对当今社会的"大健康"以及民众实现健康自我管理是至关重要的。遵照《黄帝内经》"上古之人，其知道者，法于阴阳，和于术数，食饮有节，起居有常，不妄作劳，故能形与神俱，而尽终其天年，度百岁乃去"的养生智慧，人人都可以有一个身心健康的人生。